o HOMEM,
a MULHER
e o TEMPO

João Curvo

O HOMEM, a MULHER e o TEMPO

Revitalizando
a chama da vida

Rocco

Copyright © 2013 by João Curvo

Direitos desta edição reservados à
EDITORA ROCCO LTDA.
Av. Presidente Wilson, 231 – 8º andar
20030-021 – Rio de Janeiro, RJ
Tel.: (21) 3525-2000 – Fax: (21) 3525-2001
rocco@rocco.com.br / www.rocco.com.br

Printed in Brazil/Impresso no Brasil

Preparação de originais
Julia Wähmann
Rosana Caiado

CIP-Brasil. Catalogação na fonte.
Sindicato Nacional dos Editores de Livros, RJ.

C987h	Curvo, João
	O homem, a mulher e o tempo / João Curvo.
	– Rio de Janeiro: Rocco, 2013.
	ISBN 978-85-325-2805-6
	1. Saúde. 2. Hábitos alimentares. I. Título.
12-7466	CDD-613
	CDU-613

A Lucia, Daniel e Luiza,
as fontes de luz que me dão direção

Sumário

Prefácio 9
Introdução 11

OUVINDO O CORPO

1. O aumento da expectativa de vida 23
2. De sete em sete, de oito em oito 31
3. O estresse marcado no corpo 39
4. Quando o alimento se torna um veneno 47
5. Hábitos que nos inflamam 71
6. O homem, seu ciclo e o tempo 81
7. A mulher, seu ciclo e o tempo 97
8. O desgaste do corpo 113
9. A saúde digestiva 121

AJUSTANDO O RELÓGIO DO CORPO

1. Fontes de vida 129
2. Alimentos preciosos e a dieta ideal para a sua idade 137
3. Suplementos nutricionais para o homem e para a mulher ... 153
4. Receitas práticas 167

Bibliografia consultada 185

Índice de receitas

Sucos

Coco / 167
Frutas vermelhas / 167
Goiaba / 168
Melancia com gengibre / 168
Romã / 168
Batida de fruta com chia / 168
Suco antioxidante / 169
Suco diurético / 169
Suco verde / 169
Suco de ervas com limão / 169

Saladas

Salada grega / 170
Salada de camarão ao pesto / 170
Salada de grão-de-bico / 171
Salada de quinoa real / 171
Salada de lula / 172
Ceviche de peixe branco / 172

Sopas

Tomate com manjericão / 173
Mandioquinha e brócolis / 173
Sopa de espinafre / 174
Sopa de legumes com quinoa / 174
Sopa de abobrinha com queijo / 175
Sopa de abóbora com hortelã / 175

Legumes

Legumes na frigideira / 176
Abobrinha ao forno / 176
Berinjela recheada / 177
Inhame com ervas / 177

Prato principal

Filé de congro recheado / 178
Filé de peixe ao molho
  de tomate e ervas / 178
Peixe assado colorido / 179
Filé de frango a rolê / 179
Talharim mediterrâneo / 180
Batata cozida ao creme
  de escarola / 180
Moussaka / 181
Arroz integral com queijo
  e linhaça / 182
Torta de quinoa com brócolis / 182
Torta vegetal em camadas / 183

Doces

Bolo de cacau / 184
Muffin de maçã / 184

Prefácio

Na época da escola, cultivava uma grande admiração pela forma especial com que o João usava as palavras. Vira e mexe pedia que ele me ajudasse em uma redação aqui e outra ali. Com o passar dos anos, fui entendendo que isso significava "sensibilidade". Ele escrevia e se expressava com a alma. Fui convivendo e observando essa característica particular, cada vez mais presente na forma de trabalhar e exercer a medicina do médico do hospital de Ipanema, com vasta experiência na clínica ambulatorial. Fui vendo se desenhar a sua necessidade de encontrar um equilíbrio entre a medicina que trata a doença e a medicina que pode ajudar na saúde, a da prevenção. Aquela que, aos poucos, ele foi chamando de medicina dos bons tratos.

Da dietética energética chinesa, dita tradicional chinesa, e da nutrologia ocidental, trouxe conceitos da combinação de alimentos, das propriedades dos sabores, de comer de três em três horas, de que somos o que comemos, entre inúmeros outros modelos amplamente difundidos nos dias de hoje.

Nesse seu yin e yang particular buscou se aperfeiçoar cada vez mais na medicina ortomolecular e em conceitos atuais, baseado em evidências da medicina moderna. Depois de tanto tempo trabalhando e convivendo com ele, diria que me espelho muito na sua abordagem terapêutica, que valoriza o paciente e o que é bom para ele. Bons tratos, bom senso e uma boa orientação. E é dessa forma que mergulha no universo do nosso envelhecimento e das transformações multifatoriais que ocorrem em nosso corpo. Por esses motivos, esse livro se torna uma leitura fundamental para todos nós.

LUIZ FERNANDO ALVES PEREIRA*

* Fisioterapeuta, com formações em tráumato-ortopedia, RPG, pilates, terapia miofascial e proprioceptiva, acupuntura com estágio no Hospital Geral de Beijing (Pequim) pelo China Training Center.

Introdução

O corpo é o nosso maior patrimônio material: ele espelha o cuidado e a sorte de cada um. A cada despertar, nascemos de novo: nada está pronto, nem ficará. A vida brota em volta e também por dentro de cada célula, de cada ser vivo, de modo que a renovação ocorre até o último dia: os tecidos se regeneram, as células mortas cedem lugar às novas, de tempos em tempos o esqueleto se refaz.

A vida é dinâmica e pode mudar o curso da nossa história a qualquer instante. Ter saúde é fundamental para que possamos aproveitar a possibilidade de viver até os 100 anos.

As ideias mudam, e assim são as tendências, as opiniões e a medicina. Até o século XX as doenças eram tratadas com alimentos, ervas, chás, agulhas, ventosas, moxa, sangria e massagens. No Oriente, os diagnósticos tinham base energética, relacionada a elementos como terra, metal, fogo, água, madeira e vento. Hoje temos recursos que vão desde simples exames bioquímicos até imagens computadorizadas e estudos genéticos, além de contarmos com uma farmácia alopática que inclui agentes quimioterápicos, anti-inflamatórios, antialérgicos, antibacterianos e antivirais entre tantos *anti* algum mal. Transplantes cirúrgicos, implantes e próteses melhoram a qualidade do corpo e células-tronco, que refazem e recuperam tecidos, tornam viável uma vida bem mais longa, com maior qualidade.

Não resta dúvida de que os caminhos traçados pela modernidade levam à longevidade: mudanças na medicina aconteceram muito rapidamente e, em menos de cinquenta anos, a expectativa de vida aumentou cerca de 30%.

• • •

Formei-me em medicina pela UFRJ, em 1980, e três anos depois fui aprovado como clínico geral para compor a primeira equipe que abriria a emergência do Hospital da Posse, em Nova Iguaçu. Em 1988, fui transferido para o Hospital de Ipanema, antigo INAMPS e hoje SUS, onde trabalhei na emergência e no ambulatório. Concomitantemente, passei a me interessar pela medicina tradicional chinesa e pude perceber que somos reflexos de nossos hábitos. Passei, então, a desenvolver projetos próprios, com a abordagem clínica que busco praticar, ouvindo mais os pacientes e entendendo o cotidiano de cada um deles, uma vez que o equilíbrio do corpo se baseia nas repetições de gestos e de hábitos alimentares que interferem diretamente na qualidade do corpo, no dinamismo, na pressão arterial, na bioquímica do sangue, nos níveis de triglicerídeos e de glicose. A alimentação é o primeiro item prescrito numa internação hospitalar e também o item básico na prevenção de diabetes e câncer, entre tantas outras mazelas que podem ser prevenidas ou controladas.

Em 1989 iniciei a pós-graduação em nutrologia, na Santa Casa de Misericórdia do Rio de Janeiro, onde além de aprender sobre nutrição humana, eu queria de alguma forma comparar ou relacionar os conhecimentos científicos da nutrologia com o da milenar dietética chinesa. No enfoque ocidental, o alimento é analisado em sua composição nutricional e calórica, enquanto na visão oriental o enfoque é energético e os alimentos são catalogados e indicados em função de seus sabores, naturezas térmicas, direções e cores. Por diferentes caminhos e diagnósticos, costuma-se chegar às mesmas indicações alimentares na hora de tratar uma doença através da alimentação, ou tendo-a como fundamental ao tratamento do paciente.

A partir de 1990, iniciei meus estudos em medicina ortomolecular. Fiz algumas formações, participei e participo de vários congressos e simpósios na especialidade, aprendendo e utilizando muito dessa medicina em meu receituário para os mais variados fins. Com o auxílio de antioxidantes e suplementos nutricionais, podemos oferecer ao corpo nutrientes que o compõem ou que desempenham funções que possam estar deficientes ou ser melhoradas. Paralelamente estudei a fitoterapia brasileira, e, através de extratos secos de ervas medicinais que incorporei em minhas receitas, passei também a tratar meu paciente.

Em 1995, comecei a colocar em prática o que vinha aprendendo e pesquisando em relação ao bem-estar e à saúde, e passei a promover spas de uma semana em que o paciente é acompanhado por mim e uma equipe multidisciplinar composta por nutricionista, professores de educação física, fisioterapeutas e massoterapeutas. O objetivo final deste trabalho, que continuo desenvolvendo a cada mês em hotéis junto à natureza de praia ou de montanha, é iniciar um processo de desintoxicação orgânica, diminuir o estresse emocional e oxidativo, e dar ferramentas por intermédio de palestras, vivências e workshops para que o paciente se sensibilize e aprenda a se tratar melhor na rotina da sua cidade.

Em 2010 e 2011, fiz outra pós-graduação em Medicina Antienvelhecimento, pela Sociedade Brasileira de Estudo do

Envelhecimento (SOBRAE) em São Paulo, em parceria com a Escola de Medicina Souza Marques do Rio de Janeiro. A minha monografia final, sobre a andropausa, contribuiu para que eu me detivesse mais no estudo do envelhecimento humano e nas correlações hormonais, e as pesquisas que fiz em revisões bibliográficas abriram mais a minha cabeça em relação à reposição hormonal, tanto para o homem quanto para a mulher. Concluí que toda reposição de hormônios sexuais não é isenta de riscos, mas que não há como contestar seus benefícios no que se refere à vitalidade, à libido, à massa muscular e à massa óssea. Porém, o tratamento não é indicado nem necessário a todos. Com uma boa alimentação e o auxílio de suplementos e antioxidantes, podemos retardar o envelhecimento celular e, assim, aproveitar ativamente a vida por mais tempo.

• • •

A medicina chinesa, que comecei a aprender na pós-graduação em Acupuntura, em 1987, no Instituto de Acupuntura do Rio de Janeiro (IARJ), mudou minha forma de perceber o corpo, suas relações com o que o cerca e com o que o nutre. Quando estudei a Dietética Energética Chinesa, tema da minha monografia no IARJ, aprendi que um alimento pode ser próprio ou impróprio ao organismo, dependendo das circunstâncias em que ele se encontra. A carne, por exemplo, era indicada a uns e contraindicada a outros.

Aprendi a respeitar o frio, o calor, o vento, a umidade e a secura do tempo: não podemos negligenciar a natureza, pois ela pune aqueles que contrariam suas regras. O frio gera gripe e pode desencadear processos que deixam o corpo mais vulnerável ao ataque de agentes infecciosos externos que conseguem vencer o nosso sistema defensivo, entrar e gerar sintomas na árvore respiratória. Aprendi também que, após exposição ao calor e ao vento, podem surgir manifestações de febre e infecção de garganta.

No ambiente acadêmico, hoje o correto é dizer que as gripes não têm nada a ver com o frio nem com o calor, como se o corpo não reagisse ao meio. Na forma altamente científica e muito simplista de observar os fenômenos da vida, a gripe é causada por vírus e não se tem comprovação científica alguma de que seja originada pelo frio: ela seria fruto de uma infecção viral, e ponto final. No entanto, nem mesmo o cientista que só acredita no que lhe comprovam cientificamente deixaria uma pessoa querida, principalmente uma criança ou um idoso, passar uma noite fria descoberta, sobretudo com uma roupa úmida. A gente sabe que quem fica assim exposto a temperaturas mais baixas, no dia seguinte tende a ter arrepios, espirros e sintomas de resfriado.

Na medicina chinesa, o resfriado é visto como uma penetração do frio em nosso corpo. Enquanto isso, a moderna visão da medicina ocidental, talvez por não saber explicar o fenômeno, tende a contestar que tal exposição pode trazer resfriado. A dificuldade em aceitar que a natureza pune por caminhos que não compreendemos pode fazer o homem dizer que aquilo que ele não sabe explicar é mito ou crendice.

A medicina tradicional chinesa nos ensina que as condições climáticas influenciam, inclusive, na composição do nosso corpo. Intuitivamente, agasalhamos os idosos e as crianças, cujo sistema imunológico é mais vulnerável às viroses. Em dias quentes e secos, oferecemos mais água a eles, que também são mais vulneráveis à desidratação. Em Brasília, onde o clima é bastante seco, a pele, os olhos e as narinas ressecam. Em Belém do Pará e em Manaus, cidades quentes e úmidas, a pele fica oleosa, escorregadia e a roupa gruda nas costas. Em fevereiro e março, no Rio de Janeiro, o calor e a umidade trazem maiores retenções hídricas, que se manifestam em muitos sob a forma de inchaços nos membros inferiores. Além disso, o suor escorre mais viscoso, face e pescoço ficam úmidos. Nosso corpo reage às mudanças climáticas do frio ao calor e vice-versa, geralmente com alguma manifestação respiratória. Como a exposição ao vento é um fator desestabilizante da nossa imunidade, são comuns as faringites nos que dormem com o ventilador ou o ar-condicionado direcionado para si, pois o vento ataca a garganta.

Não há como negar os fatos corriqueiros que evidenciam a reação do corpo quando agredido pela natureza sob a forma de choques térmicos. As diferenças de temperatura abrem uma janela imunológica e, a partir daí, podem surgir rinite, faringite, sinusite, traqueíte, gripe ou até paralisia facial. Muitas alergias respiratórias, como bronquite, asma, tosse e espirros ocorrem a partir de mudanças climáticas súbitas.

Pisar no chão frio costuma ocasionar coriza porque a planta dos pés faz conexões imediatas com a árvore respiratória e comunica-se com o nariz e a faringe por vias nem sempre bioquímicas ou neurais. Quem trabalha com a voz, como os cantores, radialistas e professores, relaciona claramente o efeito do golpe de ar frio ou de uma bebida gelada à qualidade do som emitido pelas cordas vocais, pois a faringe também é muito sensível à mudança de temperatura. O vento frio pode velar a voz, produzindo rouquidão imediata, por isso cantores protegem o pescoço, sobretudo se expostos a ele. Não há como contestar o que podemos sentir que ocorre se bebermos um líquido bem gelado de manhã: a tendência é formar muco na forma de secreção localizada na faringe. Já ao beber um copo de água morna, a sensação será diferente, como a de lavá-la naturalmente. Água morna desfaz catarros na garganta, da mesma forma que lava pias e louças gordurosas.

Outra visão da dietética chinesa e que contraria o que a ciência de hoje tem como verdade é a de que alimentos gordurosos, como amendoins e chocolates, principalmente se combinados ao açúcar, aumentam as inflamações nas espinhas de quem tem acne. Quando alguém com acne come esse tipo de alimento, está dando ao corpo maiores concentrações de substâncias pró-inflamatórias e maior possibilidade de ter uma pele oleosa e, portanto, mais rica em substratos que propiciam a instalação de bactérias. Nem todos os que comem alimentos gordurosos adquirem acne, porém muitos pioram suas inflamações com gorduras e doces. Quem tem acne deve procurar observar se esta relação ocorre ou não com ela, lembrando que perceber os efeitos dos alimentos no próprio corpo é condição básica para o autoconhecimento.

A ciência moderna muitas vezes pode cegar a percepção da natureza, e fazer de nós repetidores dos últimos trabalhos publicados, sem que possamos achar nada, uma vez que o "achismo" é visto como condenável. Por outro lado, quem não acha nada não tem opinião própria, não questiona, só aceita e repete o que o protocolo de sua escola publica ser ético. No entanto, apenas repetir o que for cientificamente comprovado, sem ousar, sem questionar nem conhecer outras escolas, estreita horizontes e pode inclusive não deixar que se perceba o óbvio.

O médico e todos os terapeutas devem buscar ser livres e abertos para conhecer as várias correntes que podem contribuir para o melhor atendimento ao seu paciente. Conhecer outras medicinas auxilia na compreensão do corpo humano, na sua leitura e na proposição de várias possibilidades de tratamento. Se o corpo fala, a gente pode aprender outras formas de ouvi-lo e tratá-lo.

A cada congresso, dependendo da academia que o promove, as propostas terapêuticas variam substancialmente. Existem diferentes medicinas, diferentes abordagens e terapêuticas. No climatério e na menopausa, a opção dos médicos voltados a uma prática mais natural e menos intervencionista é a indicação de fitormônios, que exercem ação semelhante à dos hormônios, mas são extratos vegetais. Seus efeitos são sutis e, na literatura, inúmeras publicações endossam seu uso. Paralelamente, outras publicações científicas negam seus efeitos terapêuticos. Alguns mestres contestadores desta linha chegam a dizer que funcionam como placebo, e já foram até citados como sendo inócuos, mas, ao mesmo tempo, eram eles que tratavam todas as doenças até 1900. Ainda em relação à reposição hormonal na mulher, na visão acadêmica da medicina atual, é feita com progestágenos e estrógeno equino, cuja molécula é semelhante, mas não idêntica, à progesterona e ao estrogênio humano. Já a medicina Biomolecular ou Ortomolecular condena estes progestágenos e estrógenos, alegando que eles provocam efeitos colaterais maiores. Nesse caso, a indicação é o uso de hormônios sexuais bioidênticos, ou seja, que têm a molécula estruturalmente idêntica ao hormônio humano, geralmente aplicados sobre a pele na forma de gel ou de creme.

Em meio a tantas medicinas, é o paciente quem tem que escolher o próprio caminho e a que filosofia médica entregar-se. O fato é que todos precisam de uma tutela ou direção médica, de preferência um clínico geral ou médico de família que encaminhará o paciente para um especialista.

• • •

Envelhecemos em decorrência de uma série de inflamações microscópicas e silenciosas que, durante as três primeiras décadas de vida, acontecem a todo o momento, sem que a gente se dê conta. As inflamações fazem parte da vida e são a causa e o efeito do próprio envelhecimento. Acontecem dia após dia, ano após ano, e a cada década nos trazem sutis marcas no corpo.

Neste livro, descrevo o efeito do tempo no corpo humano e as marcas produzidas pelo estresse, discorro sobre a andropausa e a menopausa, e sobre as possibilidades naturais de manter a saúde física e a energia pelo maior tempo possível. As terapias hormonais são abordadas em relação aos seus benefícios e riscos.

Pequenas mudanças comportamentais nas escolhas alimentares e o compromisso interno de praticar regularmente alguma atividade física podem minimizar o efeito do envelhecimento dos nossos tecidos, além de preservar a liberdade por mais tempo. Cuidados com a alimentação são essenciais para quem busca uma vida mais longa, assim como consumo de alimentos antioxidantes, que agem contrapondo-se às ações degenerativas causadas pelos radicais livres nas células.

Ouvindo o corpo

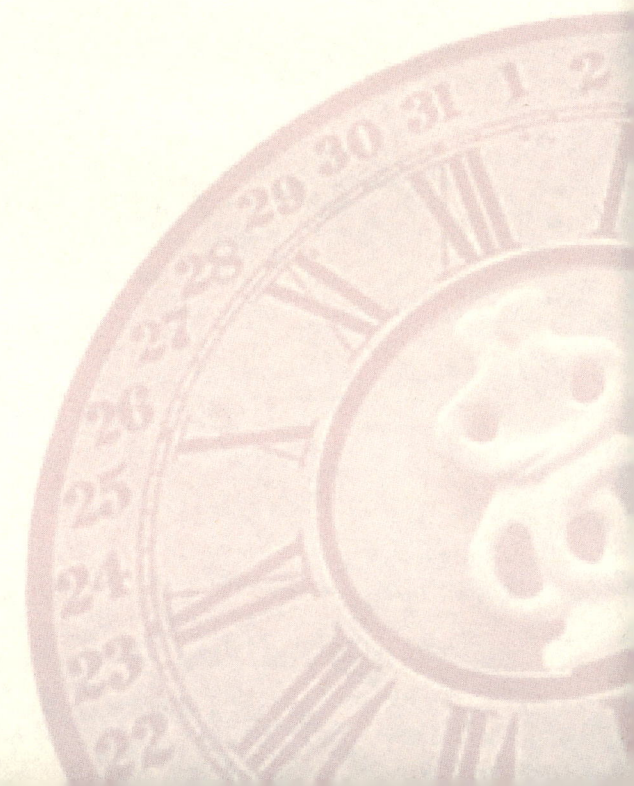

1

O AUMENTO DA EXPECTATIVA DE VIDA

"A simplicidade é uma das chaves para alcançar a longevidade."

Estamos vivendo uma fase da História em que constatamos o envelhecimento da população. O aumento da expectativa de vida ao nascer e a queda da taxa de fecundidade resultaram no aumento da população idosa, ou seja, hoje há menos crianças e jovens do que antes.

O sistema sanitário, as campanhas de vacinação, os avanços tecnológicos nos exames de imagens, nas cirurgias, nos antibióticos e agentes antivirais, nos medicamentos para o controle da hipertensão e diabetes, entre tantas outras intervenções, aumentaram a expectativa de vida ao nascer. Se já temos centenários, uma criança que nasça hoje certamente poderá viver cem anos.

Quando a população era rural, convinha ter vários filhos para ajudar na lavoura e nos serviços domésticos, a fim de que gerassem renda para a família. À medida que a população saiu do meio rural para a cidade, uma criança passou a significar despesa e isto se refletiu na sociedade, que diminuiu o número de filhos.

Estima-se que, de 1996 a 2025, o percentual de idosos aumentará cerca de 200% nos países em desenvolvimento. No Brasil, o aumento da população idosa também segue esta tendência.

Segundo o IBGE, a estimativa para 2025 é de um aumento de mais de 33 milhões, tornando-nos o sexto país com maior percentual de idosos no mundo. Isto significa um enorme mercado de trabalho para saúde, turismo, teatro, hotéis, lazer, academias de ginástica, transportes e lares para idosos, entre tantas outras possibilidades. Ainda nesta década teremos muitos idosos de mais de 80 anos que estarão ativos, aproveitando o tempo, em movimento.

Os que tiverem maiores cuidados com os seus hábitos de vida, tenderão a envelhecer mais lentamente e a permanecer ativos por mais tempo.

EXPECTATIVA DE VIDA

Roma antiga:	25 anos
Ano 1300 d.C.:	30 anos
Revolução Francesa:	34 anos
Ano 1830:	38 anos
1903:	45 anos
1933:	56 anos
1963:	68 anos
1983:	71 anos
2009:	75 a 85 anos*
2010:	69 anos (homens); 77 anos (mulheres)**

* Dependendo do país e da classe social.
** IBGE. Disponível em www.ibge.gov.br/home/estatistica/populacao/tabua devida/2010/default.shtm

A expectativa de vida varia de acordo com a classe social. O Rio de Janeiro, como inúmeros outros centros urbanos em países em desenvolvimento, tem moradores extremamente pobres vivendo a poucos metros de uma classe média alta ou rica. Os ricos costumam viver mais, pois além de melhores condições básicas de água e esgoto, têm conforto, serviços de saúde de primeira linha e acesso a medicamentos. Em classes mais favorecidas, temos milhões de habitantes com mais de 90 anos; no entanto, muitos brasileiros de comunidades carentes morrem por volta dos 20 anos, vítimas de violência, e antes de completar 70 anos, por doenças. Em condições precárias de subsistência, o envelhecer é mais rápido e a morte pode acontecer mais cedo, devido às degenerações de uma velhice acelerada.

Apesar das diferenças sociais, hoje vivemos com uma melhor qualidade de vida e por isso temos melhor padrão corporal e energético.

Em meados do século passado, era-se velho aos 40 e poucos anos. Hoje temos o auxílio fundamental da medicina nas prevenções e tratamentos e somos mais jovens e longevos devido à aplicação da ciência a nosso favor.

Somos imunizados para várias doenças que antes matavam. Podemos ter mais de 50 anos sem sermos velhos e tampouco decrépitos, como se acreditava que inevitavelmente ficaríamos se vivêssemos mais de cinco décadas. Dentistas impedem que estejamos sem dentes aos 50 anos, como previam os orientais ao descreverem que nesta faixa de idade eles apodreceriam e cairiam. Se não tivéssemos esses profissionais e a profilaxia, a maioria de nós estaria sem vários dentes.

Essa falta, além da diminuição da autoestima, acarreta prejuízo na mastigação e dificuldade de comer alimentos mais duros ou fibrosos como as carnes. A dificuldade de mastigar e triturar bem os alimentos compromete a nutrição e colabora para acelerar a diminuição da massa muscular que naturalmente se reduz com a idade.

Dependendo dos cuidados que cada um dá ao seu corpo, podemos desacelerar o relógio biológico e retardar o surgimento das degenerações que ocorrem com o envelhecimento de nossos órgãos e suas funções.

• • •

Em termos de lei, o critério para definir com que idade alguém é considerado idoso é variável conforme o país e suas condições sociais. Considerando a cronologia, existem diferentes formas de definir e conceituar a velhice. Segundo a Organização Mundial da Saúde, idoso é aquele com mais de 65 anos nos países desenvolvidos, e com mais de 60 anos nos países em desenvolvimento.

No Brasil, de acordo com o Estatuto do Idoso (lei número 10.741, 01/10/2003), as pessoas com idade igual ou superior a 60 anos são reconhecidas como idosas. Entretanto, alguns direitos só são concedidos aos maiores de 65 anos.

A idade cronológica (que corresponde ao tempo desde o nascimento) nem sempre corresponde à realidade física, funcional e mental da pessoa. Não é ela que determina o envelhecimento, já que chegamos à velhice com diferentes idades. Por isso, fala-se também em idade biológica, aquela que em um conjunto parecemos ter. Esta transparece em nosso estado físico e na velocidade de raciocínio, correspondendo às modificações corporais e mentais ao longo do processo de envelhecimento.

Podemos observar diferentes idades biológicas e subjetivas em indivíduos com a mesma idade cronológica. Aspectos biológicos, cronológicos, psicológicos e sociais delineiam individualmente o envelhecimento, cuja velocidade depende das emoções que cada um carrega e também do estilo de vida. Podemos dizer que a velocidade do envelhecimento é proporcional a como se reage ao estresse.

Uma pessoa começa a ser vista psicologicamente como velha ao ter lapsos de memória que não tinha antes, acompanhados de diminuição da atenção e maior dificuldade ou resistência em aprender a lidar com novas formas de comunicação, e isso pode ocorrer aos 50 ou aos 70 anos.

• • •

Existem pessoas que transgridem as regras do bom senso em relação à saúde, comem e bebem de forma errada e abusiva, fumam e estão muito bem, mas certamente são exceções. A regra da natureza é sermos o que comemos. Muitas vezes o efeito do que semeamos – má qualidade da comida, da bebida e do ar – só aparece mais tarde, geralmente trazendo restrição da liberdade e também sofrimento.

Dependendo do cuidado com o que está em nossas mãos (por exemplo, a higiene, a prática física), e também da sorte de cada um, podemos ser idosos ativos, sem queixas. Na verdade, todos querem ficar idosos sem ficar velhos e, para tanto, devemos fazer a nossa parte.

As pequenas dores são frutos das inflamações que começaram depois dos 20 anos e que não doíam nada até os 40. Estavam em silêncio, mas já aconteciam. Rugas surgirão, as articulações por vezes doerão, mas, se houver bom humor, as degenerações do envelhecimento soarão como vitória no tempo.

O ideal é que a prevenção das doenças de velhice comece na infância. Contudo, a qualquer idade, se nos dermos bons tratos, o corpo agradecerá retribuindo com mais energia.

O órgão de choque

Cada um de nós tem um órgão de choque, que sentimos como mais vulnerável. Não precisamos ficar doentes para nos cuidar: uma doença em seu início muitas vezes é difícil de ser diagnosticada, mas pode ser mais facilmente curada. Quando já está instalada, é mais fácil de ser diagnosticada, porém fica mais difícil de ser curada.

Devemos cuidar de nosso órgão de choque com carinho. Quem tem má digestão ou gastrite, por exemplo, deve rever os seus hábitos, buscar orientação alimentar e consultar um clínico ou gastrenterologista. Tome conta de você, busque saber se algum alimento ou bebida desencadeia os sintomas.

> Siga sua intuição – trate bem o órgão que você acha mais vulnerável.

Caso ache que no futuro terá problema no coração, cuide melhor dele desde já. Fale com seu clínico, vá ao cardiologista, siga uma vida saudável, evitando álcool e cigarros. Caso intua que na velhice terá uma demência senil, procure estudar mais enquanto puder, pois ser útil ajuda a não se desprender da realidade.

Existem correlações em doenças familiares ligadas à genética, aos hábitos e às emoções. Há famílias com maior incidência de alguma doença, como câncer, hipertensão arterial, diabetes, depressão, doença de Alzheimer. Devemos registrar as vulnerabilidades de nossos parentes para melhor nos prevenirmos através de cuidados e hábitos comportamentais, afinal guardamos em nossos DNAs as tumbas de nossos ancestrais.

Os cuidados com o corpo são como cintos de segurança, não dão garantia, mas protegem. Hoje em dia vivemos e aproveitamos mais uma vida produtiva e prazerosa. Quanto mais pudermos preservar a nossa independência e autonomia, melhor será a nossa qualidade de vida, e boa parte disto depende de nós.

2

DE SETE EM SETE, DE OITO EM OITO

*"Queremos ser idosos,
mas não velhos."*

No livro do Imperador Amarelo, *Nei Ching*, que data de 2000 a.C., baseado na observação dos sábios, foi descrito que a mulher cresce e envelhece em ciclos de sete anos, enquanto o homem cresce e envelhece a cada oito anos. São observações que relatam o que ocorre em determinadas faixas de idade. Cada ciclo imprime marcas e mudanças no corpo e comportamento. O livro descreve o que ocorre ao longo da vida e afirma que a mulher aos 28 anos e o homem aos 32 encontram-se em seu máximo vigor energético e físico. O ápice da energia e fecundidade ocorre ao final do quarto ciclo, tanto para os homens como para as mulheres.

	MULHER	HOMEM
1º ciclo	0 a 7 anos	0 a 8 anos
	Troca dos dentes de leite; mudança da textura dos cabelos.	
2º ciclo	7 aos 14 anos	8 aos 16 anos
	Estabelecimento do ciclo menstrual; mudanças físicas (corpo "de mocinha").	Desenvolvimento do órgão genital; aumento dos testículos; escurecimento da bolsa escrotal e da pele do pênis; pelos genitais.
3º ciclo	14 aos 21 anos	16 aos 24 anos
	Ambos estão desenvolvidos e maduros.	
4º ciclo	21 aos 28 anos	24 aos 32 anos
	Plenitude energética e física.	
5º ciclo	28 aos 35 anos	32 aos 40 anos
	Primeiros sinais de envelhecimento na pele.	Redução da massa e força muscular.
6º ciclo	35 aos 42 anos	Dos 40 aos 48 anos
	Ainda fértil; envelhecimento nos músculos, pele e seios devido à diminuição do colágeno.	Diminuição da força física e energia.

JOÃO CURVO

Ao final do sétimo ciclo, ou seja, a mulher com mais de 49 e o homem com mais de 56 anos, é descrito que ambos estariam decrépitos, sem dentes; a mulher teria atrofia da vagina e o homem redução no volume do pênis e testículos.

Essas observações das marcas que o tempo impõe ao corpo foram descritas na Antiguidade há mais de dois milênios, mas ainda guardam estreita relação com o que nos acontece hoje, até por volta de nossos 30 a 40 anos. A expectativa de vida era bem menor, e aos 40 anos éramos anciãos. Hoje, nessa idade, começamos uma longa fase de maturidade: continuamos ativos e produtivos até, em grande parte, a idade que quisermos.

A pele é o primeiro órgão onde o envelhecimento é percebido, na textura e hidratação. De uma forma geral, aos 30 anos as marcas de expressão começam a ser notadas em homens e mulheres, com algumas rugas impressas na testa e ao redor dos olhos.

O tabagista adquire linhas mais acentuadas em torno dos lábios, muitas vezes referidas como "códigos de barras", em alusão aos mesmos, presentes nas embalagens de produtos comercializados. O gesto repetitivo das tragadas e a menor oxigenação de tecidos promovem a diminuição do volume dos lábios e o surgimento precoce destas marcas, que normalmente surgiriam numa idade mais avançada.

Por volta dos 49 anos, surgem na mulher os sintomas do climatério. A mulher que teve filho aos 20 anos agora o vê adulto, mais independente, não precisando tanto da mãe cuidadora de tarefas básicas, e ingressa numa fase de reflexão e da prestação de contas a si mesma.

A síndrome do ninho vazio é comum em mães cujos filhos saem para a vida, para montar a própria casa, e muitas recomeçam a vida e refazem relacionamentos, algumas vezes com o mesmo parceiro. Quando os filhos saem da casa, a relação entre o casal pode se tornar mais próxima ou mais distante. É um período no qual se tem a sensação de que ainda existe uma juventude, e ocorre a consciência de que ela pode ser fugaz e, aos poucos, apagada ou revitalizada, conforme o estilo que se der à própria vida.

Dos 40 para os 50 anos, a mulher repensa seu futuro em termos de felicidade e realização, e é comum que voltem a estudar ou mudem o foco do trabalho.

Independentemente de ser homem ou mulher, aos 40 anos a pele dos braços, cotovelos e pernas torna-se notadamente mais ressecada, a vista fica cansada e é comum o uso de óculos para leitura. Apesar de parecerem mais frágeis que os homens da mesma idade, as mulheres vivem mais tempo, e é por isso que vemos mais viúvas que viúvos.

Num cronograma de degenerações em homens e mulheres, observamos que por volta dos 50 anos costumam surgir queixas de dores musculares, na coluna vertebral, nos joelhos, mãos e pés, além de elevação da pressão arterial. Nessa idade, parte da população é diagnosticada como hipertensa.

Aos 60 anos, muitos aparecem com diabetes do tipo 2, por esgotamento da capacidade do pâncreas em fabricar insulina, já que sua produção e seus receptores diminuem em quantidade e eficiência.

Entre 65 e 74 anos, 40% das pessoas têm intolerância à glicose ou apresentam diabetes do tipo 2. Após os 80 anos, o número sobe para 50%.

Parte da consequência do envelhecimento é o envelhecimento endócrino generalizado: hormônios da tireoide, sexuais e o hormônio de crescimento diminuem em sua produção e eficiência. Produzida pela glândula pineal, a melatonina marca nosso ritmo circadiano de dormir à noite e acordar pela manhã, mas, produzida de forma ineficaz, causa exacerbação das insônias. Todo hormônio influencia em maior ou menor grau a produção de outros. O tratamento na maioria das vezes consiste em repor o hormônio em falta e monitorar o resultado com exames laboratoriais.

A produção de nossas enzimas antioxidantes também diminui. O uso de alimentos e suplementos antioxidantes pode evitar ou adiar o surgimento de doenças degenerativas. Comuns na velhice, são os tributos que pagamos por viver mais. Na época em que morríamos aos 40 anos, não tínhamos tempo de vida suficiente para manifestá-las, ao passo que hoje as vemos sob a forma de hipertensão arterial, diabetes do tipo 2, Alzheimer e câncer.

• • •

Suplementos antioxidantes, fitoterápicos, vitaminas, minerais, aminoácidos e óleos essenciais também podem fazer a diferença para a revitalização do viço, da pele, da força dos cabelos, da qualidade muscular, da preservação da massa óssea. A suplementação é útil para oferecer ao organismo maiores fontes de nutrientes essenciais e substâncias neutralizadoras de radicais livres, no entanto, os suplementos em cápsulas só devem ser tomados com orientação de médico ou nutricionista.

Terapias corporais que tragam alongamento e tonificação da musculatura são essenciais para quem busca manter por longo tempo a qualidade e força de seus tecidos. Alimentação certa e atividade física regular devem fazer parte dos hábitos de higiene, como tomar banho e escovar os dentes.

A terapia de reposição hormonal auxilia a preservar tecidos de órgãos e suas funções, retardando a evolução dos processos degenerativos. Deve, contudo, ser monitorada e prescrita por especialista, que avaliará com o paciente seus prós e os contras. Todos querem envelhecer, mas ninguém quer ficar velho, pois a palavra "velho" remete à falta de função ou serventia. É possível ter muitos anos e continuar nos relacionando de forma ativa com a vida, gerenciando o próprio ir e vir.

A importância dos telômeros

Os telômeros são as pontas dos nossos cromossomos e funcionam como protetores dos mesmos, evitando danos externos e que se desorganizem após cada divisão celular. Fazendo uma analogia, funcionam como um cadarço de sapato, que tem uma proteção plástica na ponta para evitar que se desfie. Essa ponta permite que o cromossomo mantenha a sua função intacta por mais tempo e serve de molde para que a célula se replique. A cada replicação, ele perde uma pontinha do cadarço. Ele se desgasta, seu comprimento diminui a cada divisão celular, até um dia não conseguir mais fazer a renovação das células.

Quando o telômero fica muito curto, a célula perde a capacidade de se dividir, então envelhece de forma acelerada e termina por morrer. Quanto menores forem os telômeros, maior o impacto do envelhecimento e a ocorrência de doenças degenerativas crônicas como câncer, diabetes, doenças cardiovasculares, demência senil e redução da capacidade imunológica.

Para que se tenha uma vida longa, mais que centenária, os telômeros precisam permanecer organizados e longos, a fim de que o processo biológico de renovação celular ocorra normalmente, sem as intercorrências das degenerações da velhice.

A telomerase é o nome dado à enzima que protege os telômeros do desgaste que ocorre a cada multiplicação. Estamos engatinhando nesta compreensão, buscando decifrar o papel dos telômeros e da telomerase, porque talvez esteja aí a chave mestra que permitirá entender os mecanismos do envelhecimento.

Em 2009, o Prêmio Nobel de Medicina foi dividido entre três membros do National Institute of Health (NIH) dos Estados Unidos, drs. Blackburn, Greider e Szostak, por suas pesquisas sobre os telômeros. Estudos recentes sugerem ser possível reverter o processo de envelhecimento natural, a senescência, aumentando de forma artificial a quantidade de telomerase nas células. Seria possível, inclusive, reverter algumas atrofias degenerativas de tecidos devido ao envelhecimento, induzindo a síntese de telomerase.

A importância da telomerase como mecanismo reparador antienvelhecimento celular pode ser constatada em várias doenças, como na progeria, o envelhecimento prematuro ou precoce. Nesta doença rara, em torno de cem casos no mundo, ocorre um envelhecimento acelerado em jovens nos quais os cromossomos apresentam telômeros curtos. O aumento da velocidade nas divisões celulares, desencadeadas pela ação de um gene recessivo, impede a função da telomerase e estes jovens geralmente morrem entre 14 e 16 anos, velhos. Os cientistas acreditam que a terapia genética será a solução a longo prazo para essa doença, injetando o gene da telomerase diretamente no interior da célula e dando ao paciente uma droga que estimule a sua produção.

Muitas esperanças são depositadas nas células-tronco que contêm a telomerase, que repara os telômeros e preserva o seu comprimento, permitindo assim que as células continuem a se multiplicar, mantendo a vida por um tempo bem maior.

Segundo os cientistas do NIH, os hormônios sexuais estrogênio e testosterona são capazes de estimular a produção de telomerase na célula-tronco da medula óssea.

Além do processo normal de envelhecimento, existem inúmeros fatores que concorrem para reduzir o tamanho dos telômeros: o estresse emocional, substâncias estranhas ao nosso organismo (como poluentes ambientais e agrotóxicos), o tabagismo, o alcoolismo, o estresse oxidativo, os processos inflamatórios crônicos, o diabetes, as doenças cardíacas e renais e os maus hábitos alimentares.

Pessoas obesas tendem a encurtar telômeros e, com isso, diminuir a longevidade. A obesidade é uma doença ligada à genética e aos hábitos alimentares, que promove a aceleração do envelhecimento em todos os órgãos e aparelhos do corpo, encurta a qualidade e a duração da vida, causa inflamações e aumenta o risco de diabetes e doenças cardiovasculares. Além disso, é comum a diminuição de testosterona no indivíduo obeso. Quem traz em si essa natureza deve emagrecer e ficar atento, pois mesmo magro guarda a possibilidade de voltar a engordar.

Uma alimentação baseada em hortaliças, frutas, cereais integrais e leguminosas fornece antioxidantes diversos, minerais, vitaminas, pigmentos carotenoides e flavonoides, como o resveratrol, e é essencial para preservar o tamanho dos telômeros. Estes nutrientes reduzem os níveis de compostos pró-inflamatórios, tais como a proteína C reativa, a homocisteína e a interleucina-6, que colaboram para encurtar os telômeros.

3

O ESTRESSE MARCADO NO CORPO

*"O corpo não esquece
e não sabe mentir."*

Nascemos, crescemos e morremos sob estresse: eles movem a vida e são necessários, mas devem ser dosados, pois também consomem a nossa matéria e a nossa energia.

Temos no corpo um tecido chamado fáscia, espécie de rede que registra nossos sentimentos e sensações. Trata-se de uma lâmina de tecido conjuntivo, também chamado de tecido conectivo (pois estabelece conexões), que se espalha como uma teia tridimensional, sem interrupção, através do corpo, instalando-se em volta de todas as estruturas corporais e separando os músculos como se fosse um envelope. Fáscia é aquela fina membrana branca que vemos nas carnes de todos os animais.

O corpo é um terreno por onde passam todas as sensações boas, prazerosas e ruins. Os sustos, os medos e as tragédias vividos desde a condição fetal estão gravados em nossa carne, fazendo ligações imediatas com nervos e tendões. Quando se vive um choque emocional, produz-se no corpo uma tensão que fica registrada na fáscia, que junto com os músculos são as vias por onde correm as tensões.

Os choques emocionais são corporalmente sentidos e guardados em gestos ou movimentos internos imperceptíveis à maioria dos que os veem de fora. Eles contraem órgãos e músculos como artérias, estômago, intestino, ânus, uretra; bloqueiam a respiração por segundos e arrepiam a pele. Nos sustos, uma cascata de toxinas é lançada entre as células e despejada no sangue e linfa.

Desde a vida intrauterina, passando pela tenra infância e os tempos de escola, até o último dia de vida estaremos abertos a novos registros em nossas fáscias. As emoções na vida gestacional – angústias, tristezas ou conflitos – produzem no feto marcas corporais que um dia poderão ser resolvidas, talvez compreendidas ou não, dependendo do caminho de cada um para a resolução de conflitos e pavores. Quanto mais cedo começarmos a trabalhar terapeuticamente para equilibrar estas tensões, menores fixações e compensações teremos marcadas no corpo.

Terapias corporais e comportamentais que propiciem autoconhecimento e consciência de suas marcas e tendências são caminhos para amenizar e conviver melhor com cicatrizes emocionais, tentando removê-las e não reproduzi-las mais Quando conseguimos remover algumas das couraças que aprisionam sentimentos ruins, sentimos soltarem-se os músculos dos ombros e diminuir o peso do mundo.

Frente às emoções que nos agridem ou causam medo, contraímos o rosto, as costas e o períneo, e geralmente temos elevação da pressão arterial. No momento de estresse, os vasos sanguíneos contraem-se, o ácido clorídrico é ejetado no estômago, podendo gerar gastrite; aumentam-se os movimentos peristálticos, podendo ocasionar diarreia. Labirintite, enxaqueca e as mais variadas manifestações na pele também podem ser frutos do estresse, talvez o fator que mais produz marcas em nosso corpo. Determinadas emoções nos contraem, nos traem e nos tocam de maneira agressiva, gerando doenças que podem se espalhar e partir de determinado órgão-alvo.

O estresse oxidativo e o envelhecimento

O estresse oxidativo é o nome dado ao desequilíbrio entre substâncias oxidantes e antioxidantes, com predomínio do oxidante, que lesiona células e leva às degenerações e às doenças do envelhecimento. Ocorre quando a capacidade de neutralização dos elementos agressivos é insuficiente para manter um equilíbrio nos tecidos. É uma condição biológica que acelera o envelhecimento, pois os nossos antioxidantes naturais diminuem de eficiência e de produção e ocorre um significativo aumento na produção de radicais livres, que causam danos celulares e prejuízos à estrutura das biomoléculas de DNA, carboidratos, lipídios e proteínas, além de outros componentes celulares.

Maus hábitos alimentares geram mais radicais livres, aumentando o estresse oxidativo, enquanto bons hábitos alimentares fornecem elementos capazes de neutralizá-lo e reparar tecidos do corpo. A frequente ingestão de gorduras saturadas, gorduras trans, açúcar, sal, aditivos químicos alimentares e agrotóxicos gera compostos tóxicos e radicais livres, que, se não forem neutralizados por antioxidantes, podem prevalecer em seu efeito nocivo e prejudicar o funcionamento do organismo.

Não só as más escolhas alimentares nos oxidam, mas também a poluição, cheiros tóxicos, tabagismo, agrotóxicos, medicamentos, ambiente de trabalho e ambiente familiar e emocional exercem função sobre a nossa química.

O estresse oxidativo, que também pode ser provocado por estresse emocional, causa danos irreparáveis ao colágeno, proteína do tecido conjuntivo que nos dá o contorno físico, a forma e a sustentação da musculatura, envelhecendo o corpo rapidamente. As consequentes inflamações, e que vários mecanismos de defesa impedem que sejam tão agudamente incômodas, com o passar do tempo se fazem notar através das marcas no rosto, na alteração da estrutura, no desenho da coluna vertebral e nas retrações musculares.

Os antioxidantes, ou seja, substâncias que se contrapõem à nossa oxidação, estão na natureza sob a forma de vitaminas, minerais, aminoácidos e fitoquímicos, e podem chegar ao corpo por meio de alimentos específicos ou sob a forma de cápsulas de suplementos nutricionais.

O estresse enfraquece a memória, diminui a atenção, a serotonina (que modula o humor) e traz transtorno de sono. Pode causar sérios danos a todos os nossos tecidos, órgãos e funções, no entanto, é inerente à vida, pois sem ele não conseguimos conquistar nossos espaços e nenhuma espécie sobrevive.

A velocidade do envelhecimento é proporcional a como o indivíduo reage ao estresse, sob o qual ocorre uma cascata de eventos no corpo que se inicia com a percepção do surgimento do fato ou do agente estressor. No cérebro, o hipotálamo abriga o centro de integração das diversas informações geradas pelas sensações, luminosidade, temperatura ou ameaças.

Um dos objetivos do hipotálamo é integrar o organismo com o meio ambiente, acionando o chamado eixo hipotálamo-hipofisário, que funciona como uma interface entre o sistema nervoso central e o sistema endócrino. Através da hipófise ocorre a secreção de vários hormônios necessários à vida.

As emoções marcam o corpo através dos hormônios, começando pela adrenalina e cortisol, cuja produção é desencadeada pelo estresse. Ambos mobilizam o organismo ou para lutar e enfrentar a situação geradora da tensão, ou para fugir.

A adrenalina, ao mesmo tempo em que impulsiona o corpo com energia, traz consequências como taquicardia, elevação da pressão arterial, estreitamento dos vasos sanguíneos e diminuição da capacidade imunológica.

O estresse talvez seja a maior causa do nosso desgaste físico e emocional. Segundo a medicina tradicional chinesa, o sangue e o fígado se mostram na superfície dos olhos. Pessoas que vivem com raiva os têm vermelhos, atacam o próprio fígado, ficam coléricas e tendem à hipertensão. Muitos casos de acidente vascular cerebral (AVC) acontecem após episódios que geraram raiva, que impulsiona o corpo, que por sua vez educadamente se contém para não agredir seu opositor.

Quando o corpo não explode e não drena sua ira, ele implode, e este movimento interno pode aparecer de forma aguda, como AVC, infarto do miocárdio, hemorragia digestiva, enxaqueca ou labirintite.

Sentimentos de rancor, ódio, inveja e também ciúme, segundo a medicina tradicional chinesa, conectam-se com o fígado e o elemento fogo, que produzido pelos sentimentos que internamente nos queimam acende e pode levar à gastrite e até arrebentar uma úlcera no estômago ou duodeno. Nesta progressão, pode surgir refluxo gastroesofágico.

Sob o calor da emoção da ira é que ocorrem violências domésticas, surras em crianças, palavras ferinas que deixam marcas, términos de relacionamentos, crimes fatais. Lampejos de fogo ou labaredas são soltos pelas palavras proferidas com a intenção de fazer sangrar a pessoa odiada naquele momento. Todos nós temos uma agressividade que controlamos por sermos civilizados e vivermos em sociedade, afinal sabemos que pela força não se domina o homem por muito tempo. Para acalmar o animal raivoso que pode morar dentro de cada um de nós, temos que aprender a conviver com as diferenças, sermos mais tolerantes e gentis. Se as raivas forem companheiras e não resolvidas com alguma forma terapêutica, a saúde será consumida, pois o fogo consome a terra da mesma forma que a raiva faz com o corpo.

Gastrite, diarreias, constipação intestinal, hipertensão arterial ou aumento ou diminuição da glicemia sinalizam o sistema-alvo que o nosso corpo elegeu. O estresse pode matar aos poucos e, às vezes, subitamente. Várias mortes já ocorreram após discussões em família, no trabalho, em filas e brigas no trânsito. Geralmente a *causa mortis* é infarto agudo do miocárdio ou acidente vascular cerebral.

O estresse tende a causar elevação da glicose no sangue, obesidade, cólon irritável, queda de cabelo, psoríase, bronquite, falta de atenção, menor capacidade de concentração, demências senis e outras afecções ou doenças que, num primeiro momento, não são correlacionadas às emoções.

....
Caminhadas ao ar livre ajudam a diminuir o estresse
e eliminar o excesso de energia, podendo funcionar
como uma válvula de escape para diminuir a tensão.
....

As marcas do corpo guardam a essência, a repetição de décadas de movimentos, posturas e características individuais. A pessoa que franze a testa repetitivamente produz aos poucos um sulco na região frontal, entre as sobrancelhas.

"Pés de galinha", rugas formadas pela contração repetitiva da musculatura da região temporal, surgem aos poucos como marca de quem sorri com os olhos, de quem deveria usar óculos e não o faz, fechando mais os olhos e franzindo a testa, para focalizar melhor o objeto reparado ou fazer uma leitura. Estas expressões repetitivamente, ao longo de décadas, trazem marcas características. Independentemente de ser mais expressivo ou não, o idoso vai formar rugas pela alteração do tecido colágeno, que dá forma e elasticidade à pele.

Para desestressar:

- *Rolfing* é uma técnica que trabalha as estruturas miofaciais, auxilia a soltar os nós ou amarras que aprisionam o corpo e comprometem a postura.
- Pilates e RPG são bastante indicados para conscientizar a pessoa em relação ao seu corpo. Trata-se de um trabalho ativo através de exercícios que estimulam os músculos concentricamente e excentricamente. Molas e grandes bolas são ferramentas bastante utilizadas neste método. O RPG (Reeducação Postural Global) é um trabalho passivo através de posturas em isometria e alongamento das cadeias musculares. Estas duas técnicas ajudam a retardar o processo natural de envelhecimento postural e facilitam a fluidez energética no corpo.
- O método GDS de Cadeias Musculares e Articulares foi criado e desenvolvido pela fisioterapeuta e osteopata belga Godelieve Denys Struyf nas décadas de 1960 e 1970,

visando uma leitura precisa do gesto, da postura e das formas do corpo. É um método global de fisioterapia e de abordagem biomecânica e comportamental, que atua na prevenção, no tratamento e na organização corporal. Trabalha com o conceito de que a forma de nosso corpo deriva de vários fatores, que englobam a genética, o psicológico e o comportamental.

- Práticas físicas diminuem o estresse. Quanto mais intensas, aeróbicas, elevam a serotonina e depois causam a sensação de relaxamento.
- Massagens terapêuticas são auxiliares na restauração do equilíbrio energético e físico. Relaxam, diminuem tensões musculares, alongam e energizam.
- A prática de alguma atividade física na água e caminhar descalço na terra ou areia ajudam a drenar a energia estagnada que queima a região do estômago e o lado esquerdo do peito.
- Yoga, tai-chi-chuan e meditação são indicados para diminuir o chamado fogo dos sentimentos, que nos queima e nos tira do centro.

4

QUANDO O ALIMENTO SE TORNA UM VENENO

*"A natureza dificilmente perdoa.
Ela é implacável."*

Xenobiótico é qualquer substância química ou molécula estranha ao organismo, de origem interna ou externa, que age em nosso corpo como um pequeno veneno, intoxicando-nos lentamente.

Os de origem interna são os originados dentro do organismo, como os processos de inflamação no estresse oxidativo e nas tumorações. Já os de origem externa são originados fora de nosso corpo, mas nos envenenam por se tratarem de poluentes ambientais (metais tóxicos, agrotóxicos), medicamentos, produtos químicos usados em casa, cosméticos, aditivos alimentares e campos eletromagnéticos.

Corantes, adoçantes, conservantes, gorduras hidrogenadas e glutamato monossódico são exemplos de xenobióticos alimentares. Pesticidas, solventes, corantes e metais tóxicos são estocados, sobretudo, no tecido adiposo, ou seja, nos depósitos de gordura corporal. Assim, os obesos guardam maiores concentrações desses produtos, comparados a indivíduos magros.

Os agrotóxicos fazem do alimento um veneno. Para aproveitarmos os benefícios de uma comida saudável, devemos pesquisar a origem dos ingredientes que comemos e em quais condições de higiene são comercializados. Selos de qualidade e reconhecimento do produto como orgânico já são vistos em supermercados nas cidades grandes, dando-lhes credibilidade, e devemos, mesmo que pagando um pouco mais, consumi-los. Vale a pena investir na saúde: os vegetais orgânicos só trazem vantagens através de sua seiva, seus sumos, vitaminas, fitoquímicos, frescor e seus sabores.

Poluentes ambientais

São raros os casos de sobrevivência após cinco minutos sem ar, nosso principal alimento, e sua qualidade é fundamental para a qualidade do nosso corpo.

Os principais poluentes ambientais são: chumbo, mercúrio, benzeno, enxofre, monóxido de carbono, pesticidas, dioxinas e gás carbônico. Muitos purificadores de ar, que na verdade são perfumes para o ambiente, usados em banheiros e em muitos táxis, expõem as pessoas que respiram naquele ambiente a elementos tóxicos estranhos ao nosso organismo.

Adoçantes artificiais

Nosso corpo tem uma intimidade com o que pertence ou brota da terra: há milhares de anos já se comiam maçã, azeitona, arroz e pão. O corpo reconhece as moléculas do açúcar, da cana, do mel e da estévia, mas provavelmente não reconhece moléculas que criamos em laboratórios. Adoçantes artificiais geralmente são compostos por substâncias que não identificamos como próprias de nossa natureza.

Quando ingerimos algo que o corpo desconhece, nosso sistema de defesa entra em alerta e a partir daí pode desenvolver algum processo alérgico ou inflamatório, que se manifesta sob as mais diversas formas, como dores musculares, articulares ou de cabeça, que por vezes são muito sutis. Muitas pessoas, ocupadas com seus afazeres, sentem tais sintomas como um desconforto, mas não como um empecilho para suas ações: nada gritante, apenas latente, incômodo, mas que semeia, ao longo do tempo, má qualidade de vida.

Aprendemos a conviver com essas alergias e sinusites, mas as pequenas queixas e inflamações minam a nossa qualidade de vida. Flatulência, queixas digestivas, enxaqueca e alergias podem ocorrer com o uso de adoçantes artificiais.

Desde que a pessoa não seja diabética, o ideal é usar como adoçante o próprio açúcar, em pequena quantidade. É preferível não adoçar cafés nem chás, ou então dosar o açúcar, colocando somente uma colher de chá ou um sachê, com peso de 5 gramas. Isto representa vinte calorias, que não é muito. Usando cinco envelopes ao dia, estaremos ingerindo cem calorias, que não atrapalharão nenhum modelo alimentar saudável ou programa para emagrecer ou manter o peso.

Aspartame, sacarina e ciclamato são adoçantes artificiais que podem desencadear manifestações diversas, desde alergias a doenças degenerativas. A sucralose, produzida em laboratório a partir da sacarose, o açúcar da cana, adoça sem ser absorvida no aparelho digestivo. A princípio é inócua, não faz mal à saúde e pode ser usada por diabéticos.

Padrões abusivos

Somos feitos de células, que são feitas de nutrientes. A qualidade de nossas células depende da qualidade dos nossos nutrientes, e os que ingerimos guardam estreita relação com a característica de nossos tecidos. Esta é outra forma de dizer o que Hipócrates, pai da medicina, proferiu há milênios: somos o que comemos.

Quem come alimentos que intoxicam ficará intoxicado, assim como quem come veneno ficará envenenado. Quem persiste nos erros alimentares envelhece mais rapidamente e perde qualidade de vida. Já a quem prioriza uma alimentação saudável, a natureza retribui, proporcionando mais energia e vitalidade.

Há milhões de anos, nossos antepassados comiam vegetais e frutas; aos poucos percebemos, à custa de experiências pessoais, o que era próprio ou impróprio ao organismo. Pelo passar mal ou até mesmo a morte de alguns, foram identificados os alimentos ou plantas venenosas, e, com base na experiência, foi catalogado o que era bom e podia ser incorporado ao hábito de gerações futuras. Com o passar do tempo, os alimentos foram sendo selecionados e mais tarde cultivados.

Existem alimentos pró-inflamatórios, ou seja, que aceleram o desgaste do corpo; outros exercem ação contrária, produzindo um efeito protetor, neutralizador de toxinas, antioxidante, com resultado anti-inflamatório.

Tanto o nosso crescimento e desenvolvimento como as nossas degenerações estão intimamente relacionados aos alimentos que ingerimos. A velocidade do envelhecimento dos nossos órgãos também está diretamente relacionada à qualidade do que comemos, e muitos hábitos alimentares minam a saúde a partir do aparelho digestivo.

O consumo alimentar abusivo, ou seja, o hábito de comer demais, exige maior trabalho do aparelho digestivo e gera uma estagnação de alimentos no estômago, como um engarrafamento de trânsito, que demora a liberá-los para os intestinos. Muito trabalho de uma vez só desgasta qualquer máquina e também o corpo humano, e, como consequência do excesso de ingestão calórica no dia a dia, costuma ocorrer falência na função do pâncreas. Excessos alimentares cotidianos predispõem ao surgimento de diabetes tipo 2.

Combinações alimentares que misturam proteínas, gorduras e carboidratos, como em uma refeição com carne, arroz, feijão, farofa e batata frita, em grande quantidade, sobrecarregam a capacidade do organismo de digerir bem aqueles alimentos de uma só vez. As proteínas requisitam enzimas diferentes das dos carboidratos para serem digeridas. Muitos alimentos de naturezas diferentes, quando consumidos na mesma refeição, são processados lentamente e podem causar desconforto e dilatação do abdome. Alimentos em excesso geram venenos.

Azia e arrotos tornam-se comuns naqueles que comem e repetem o prato, sobretudo após os 30 anos. Antes dessa idade, podemos jantar em uma churrascaria, ir para casa e dormir normalmente, sem nenhum mal-estar digestivo, mas à medida que se envelhece ocorre deficiência na eficácia das enzimas digestivas e se torna mais confortável jantar em menores quantidades e mais cedo. Após os 60 anos, espontaneamente, a maioria prefere um lanche ou uma sopa à noite em vez de um prato de comida.

Uma regra simples para evitar a sobrecarga digestiva é comer apenas um prato, sem repeti-lo. Assim, podemos fazer a combinação brasileira de arroz com feijão e um tipo de carne, em quantidades moderadas, sem que haja sobrecarga digestiva.

Uma alimentação rica em proteínas animais e dieta hiperproteica gera um maior número de bactérias patogênicas no intestino, o que provoca gases intestinais fétidos, consequência do excesso que é mal digerido.

Os nossos desempenho, energia e imunidade dependem da qualidade da matéria-prima que oferecemos ao nosso corpo. Precisamos de gorduras, colesterol, proteínas, carboidratos e minerais como o sódio, potássio, ferro e cálcio, todos nas proporções certas. Os excessos nos inflamam, aumentando o volume do abdome e repercutindo negativamente na saúde sexual e das artérias.

O sal e o açúcar são exemplos de alimentos do nosso dia a dia que, se usados em excesso, tornam-se venenos. O sal é essencial à vida e ao movimento e a diminuição da concentração de sódio no sangue pode ser letal. Enquanto a deficiência de sódio pode levar ao coma, o seu exagero pode causar hipertensão e acidente vascular cerebral. Tal redução em atletas de resistência, maratonistas e ciclistas, durante as provas, deve ser compensada com isotônicos, que contêm sódio. Quando a reposição hídrica não vem associada a minerais, surge fadiga, que pode evoluir para letargia e desmaio.

Sem glicose não há vida: tanto a hipoglicemia, ou seja, a baixa de glicose no sangue, como a hiperglicemia, ou excesso de glicose no sangue, podem levar ao coma e à morte.

Queijo e leite são alimentos proteicos, fontes de cálcio, porém a dieta rica nestes alimentos predispõe à formação de muco, catarros, alergias, gases e inflamações de intestino.

O mineral ferro é essencial para a formação do sangue e dos músculos, mas em demasia pode tornar-se nocivo, pois o mesmo ferro que leva oxigênio a todos os tecidos do corpo através da circulação sanguínea nos oxida e nos envelhece mais rápido. Não se deve comer muita carne de nenhuma espécie animal, principalmente suas vísceras ou miúdos.

Glicose e frutose, fontes naturais de energia, quando ingeridas com exagero, grudam-se nas células, provocando um efeito chamado de caramelização, resultante de uma reação oxidativa entre proteínas e carboidratos. A palavra faz alusão aos doces caramelizados, que são estáticos, como se estivessem envidraçados, isolados de outras estruturas ao seu redor. Tal efeito, provocado pelo excesso de carboidratos, diminui as trocas feitas através de suas membranas, bloqueia receptores, dificulta a ação da insulina, causa a resistência insulínica e nos inflama. Por outro lado, a ingestão deficiente de carboidratos leva ao consumo da massa muscular, lentidão de pensamento, frio no corpo e deficit de todo o metabolismo.

Recomendado como benéfico ao coração por ser rico em resveratrol, o abuso de vinho tinto causa inchaço, elevação da pressão arterial e aumento da gordura no fígado: um cálice ao dia faz bem, mas uma garrafa ao dia faz mal.

Colesterol

Ao mesmo tempo que é essencial, o colesterol, base da molécula dos hormônios sexuais como a progesterona, a testosterona e os estrogênios, pode levar à morte por formação de placas de gordura oxidada nas artérias, acidentes vasculares e hipertensão arterial.

O colesterol LDL corresponde a uma lipoproteína de baixa densidade, que o transporta do fígado para as artérias, onde se deposita e é oxidado, causando inflamação local que pode evoluir para sangramento de forma imperceptível e coagular espontaneamente. Este mecanismo acontece sem que haja qualquer sintoma, formando um trombo que pode ou não ser absorvido pelo organismo. O deslocamento deste pode originar embolia ou trombose devido à obstrução circulatória em alguma parte do corpo, podendo ser no cérebro, ocasionando os derrames, no coração, causando infarto, em artérias que irrigam o intestino, causando trombose mesentérica, ou em alguma outra artéria ou outro lugar do corpo que, mesmo não vital, certamente nos é importante.

À medida que é oxidado na parede das artérias, o colesterol LDL promove o espessamento das placas de ateroma, que são compostas de gorduras e fibras. Com o tempo, estas placas vão sendo calcificadas e enrijecendo a parede das artérias. Ao acumular-se progressivamente nos vasos sanguíneos, podem obstruí-los causando uma isquemia. Ateromatose é o nome que designa o depósito de gordura nas artérias, e ocorre de forma mais acelerada no paciente diabético.

O colesterol LDL transporta colesterol e um pouco de triglicerídeos do fígado para serem depositados em outros tecidos do corpo. Já o HDL faz o caminho inverso: tira colesterol dos tecidos e devolve-o ao fígado, que vai excretá-lo nos intestinos.

São duas as origens do colesterol: endógena, ou seja, produzido pelo próprio corpo, principalmente pelo fígado, que corresponde a 70% do total do colesterol circulante, e exógena, ou seja, adquirida pela alimentação e que corresponde a 30% do total. Isso quer dizer que teoricamente nossos bons hábitos podem melhorar em 30% o valor do nosso colesterol, enquanto a maior parte, 70%, não depende do que comemos e sim do nosso metabolismo e estresse.

Gorduras

Gorduras saturadas. Podemos comê-las e ser saudáveis: tudo depende da quantidade, da frequência e da qualidade dos demais alimentos do dia a dia. Não precisamos radicalizar no sentido de só consumir alimentos magros e absolutamente benéficos. Por vezes saímos conscientemente de um padrão: da mesma forma que trabalhamos para ter férias, devemos seguir uma alimentação balanceada durante a semana para poder, no fim de semana, relaxar e comer e beber mais à vontade, sem, contudo, abusar e tampouco se embebedar. O corpo também tem o poder de detoxificação. Devemos priorizar a alimentação saudável como rotina, como hábito de vida, sem deixar de apreciar, por exemplo, uma pizza, um couvert de restaurante, um churrasco.

> **Um prato de salada crua ajuda a diminuir a absorção da gordura ingerida na refeição. As fibras absorvem parte da gordura ingerida e a eliminam com as fezes.**

Temos que buscar o equilíbrio na alimentação, isto é: se a gordura que comemos for saturada, nociva ao nosso organismo, podemos minimizar seu efeito pró-inflamatório consumindo hortaliças e frutas frescas no mesmo dia.

As gorduras saturadas elevam o colesterol LDL (lipoproteína de baixa densidade), que, como já vimos, pode levar à ateromatose, uma inflamação silenciosa que enrijece e envelhece a parede das artérias, gerando trombos. Por sua vez, esses podem se desprender e se deslocar na corrente sanguínea até parar em alguma artéria mais estreita, causando uma trombose. Como consequência, haverá falta de oxigenação naquela região, que muitas vezes é ligada a alguma função sensorial e até mesmo vital.

Diminuindo o consumo de gorduras saturadas, melhora-se a qualidade das artérias e do sangue que corre nelas. Enquanto aumentam o colesterol, os triglicerídeos e as reservas de gordura no corpo, tais gorduras também diminuem o colesterol HDL (lipoproteína de alta densidade), o chamado colesterol bom, que exerce a função de limpar as artérias, transportando o colesterol depositado nos tecidos para o fígado, para ser degradado.

Gordura Trans. Estão presentes em vários alimentos industrializados como margarinas, biscoitos, salgadinhos em pacotes, bolachas recheadas, batatinhas fritas, bolos industrializados e sorvetes cremosos. Uma grande variedade de alimentos industrializados utiliza gordura hidrogenada por várias razões: ela possui boa aceitação para o paladar em geral, aumenta a cremosidade e crocância do produto, dá a cor dourada a biscoitos e à batata frita e aumenta o tempo de validade do produto.

As gorduras trans aumentam o LDL (colesterol ruim), diminuem o HDL (colesterol bom), aumentam os triglicerídeos e o tamanho da placa de ateroma e são associadas ao aumento da incidência de câncer. Trata-se de um tipo de gordura produzida em laboratório desde a década de 1950, a partir de óleos vegetais submetidos a alto aquecimento e hidrogenação para adquirir a consistência pastosa ou cremosa. A princípio, anunciou-se que seria benéfica e protegeria o coração, devido à origem vegetal, mas mostrou-se, ao longo do tempo, mais maléfica ao organismo humano do que a gordura animal saturada, aderindo à parede das artérias e promovendo mais aterosclerose.

Por ser bem mais barata que a manteiga, virou um sucesso na indústria alimentícia. Cardiologistas e profissionais da saúde indicaram o uso de margarina para pacientes que já tivessem tido infarto ou histórico de doença cardiovascular, como forma de diminuir a ingestão de colesterol. No entanto, a partir dos anos 1970, estudos mostraram que tal gordura, criada em laboratório a partir de óleo de girassol, milho, soja, entre outras sementes, era saturada e tinha maior poder inflamatório a longo prazo. Por isto dizemos que, em relação à saúde, é melhor a manteiga do que a margarina.

> Todos os óleos, inclusive o azeite, oxidam quando atingem temperaturas elevadas e se transformam em gordura saturada. O ideal é só untar com óleo vegetal a frigideira ou chapa.

Suas propriedades inflamatórias podem causar inúmeros transtornos em nosso metabolismo, colaborando, entre outras consequências, para a produção da gordura visceral, que se acumula na região da cintura e, internamente, em torno dos órgãos.

Pesquisas sugerem que as mulheres que consomem altos índices de gordura trans têm duas vezes mais chances de ter câncer de mama. Isso porque ela diminui a atividade das enzimas hepáticas, que por sua vez metabolizam carcinógenos, elementos que podem ser geradores de câncer, e neutralizam os xenobióticos, que são as substâncias estranhas ao nosso organismo.

Ela também diminui a eficiência do linfócito B e prejudica o sistema imunológico, e atualmente se estuda sua correlação com a diminuição da fertilidade. Seu uso regular ainda piora a resistência insulínica, que alimenta o quadro de diabetes mellitus.

Proteínas

Carnes são fontes de proteínas e de gorduras, sendo que umas têm mais gordura que outras. As gorduras são altamente inflamatórias e estão presentes na carne bovina, de porco, de carneiro, de aves, nos frutos do mar, na linguiça, no leite integral, na manteiga, no creme de leite e em queijos.

Nem sempre uma carne branca é magra e uma carne vermelha é gorda. O que confere a cor vermelha à carne é a mioglobina, um pigmento presente no sangue e sobretudo em músculos envolvidos diretamente na locomoção de animais que se deslocam com as pernas. Tais músculos costumam ter mais mioglobina e, consequentemente, mais coloração vermelha.

As carnes têm suas fibras musculares revestidas por colesterol e são acopladas às gorduras, ou seja, elevam o colesterol ruim que se agrega nas artérias.

Animais que voam ou nadam têm a carne mais branca. O peito de frango e o peito de peru têm menor concentração de gordura que coxa e sobrecoxa. A pele das aves, as carnes de pato, ganso, os miúdos e vísceras são ricos em gorduras e colesterol e não devem fazer parte da alimentação no dia a dia. O coração de galinha de granja, por exemplo, é cheio de acúmulos de gorduras, devido à superalimentação e à inatividade física a que são submetidas essas aves desde o nascimento.

Fígado, principalmente frito, é um alimento com muita gordura saturada, colesterol, e guarda venenos, pois é nele que são depurados as toxinas, vacinas, antibióticos e todas as substâncias estranhas ao nosso organismo. A indicação nutricional clássica de comer fígado nas anemias é porque realmente trata-se de um órgão muito rico em ferro, que falta na maioria dessas deficiências. Pequenos venenos podem ser terapêuticos em determinadas condições, mas já não são necessários. Alternativas para vegetarianos são todos os tipos de feijões e sementes, além de salada verde temperada com limão, açaí e ovo, fontes ricas em ferro.

Leite, creme de leite e queijos gordos. As gorduras vindas do leite materno são essenciais, no início da vida, para o desenvolvimento complexo do cérebro humano, sendo que de 50% a 60% do peso do cérebro humano é gordura e 25% do colesterol de nosso corpo encontra-se no cérebro. O leite de vaca, porém, é fonte de proteínas e gorduras de difícil digestão para os humanos e a cada década de vida, fica mais difícil processá-lo. A beta lacto-globulina, proteína presente no leite da vaca, não existe no leite humano e tem uma molécula grande de difícil digestão, devido ao fato de não ser hidrolisada ou quebrada em nosso intestino. Este é um dos fatores que agravam o problema e causam o surgimento de manifestações alérgicas ou inflamatórias nos intestinos ou em outras áreas do corpo humano.

A cada década de vida, fica mais difícil digerir o leite. A queda de produção da lactase, enzima que quebra a lactose, que é o açúcar naturalmente presente no leite, causa intolerância ao leite e derivados. Quem tem deficiência na produção da lactase costuma ter dilatação das alças intestinais, aumento do volume do estômago, gases e diarreia após beber leite ou comer laticínios, principalmente se mais gordurosos. Nesse caso, é indicado abolir o leite ou fazer uso da enzima em cápsulas. Hoje existem várias marcas de leite com baixo teor de lactose.

O leite hoje não mais forma nata devido à homogeneização da mistura de sua gordura às proteínas; não se vê a gordura, mas ela encontra-se presente.

O leite de vaca deve ser evitado pelos portadores de artrite reumatoide, pois há evidências de que anticorpos de tais pacientes reagem à albumina sérica bovina presente no leite, o que estimula ainda mais a inflamação articular. Uma dieta isenta de laticínios, ou seja, sem nenhum leite e derivados, alivia os sintomas das dores na artrite reumatoide.

Queijos do tipo prato, mussarela, edam, gouda, *brie*, suíço, *camembert*, *gruyère* têm maior teor de gordura e colesterol, enquanto ricota, cottage, queijo de minas do tipo frescal são os que possuem menor concentração de gorduras saturadas, sendo mais recomendados para o dia a dia. O queijo minas padrão, mais compacto e seco, apresenta uma concentração maior de calorias e gorduras, quando comparado com o tipo minas frescal.

Iogurte e coalhada, devido à fermentação por lactobacilos e bifidobactérias, são considerados alimentos funcionais, ou seja, benéficos à saúde.

Sorvetes cremosos. A maioria inclui a gordura animal saturada e a gordura trans, acrescentada às receitas para proporcionar melhor sabor e maior aceitação no paladar; especialmente os sabores morango, baunilha, creme, flocos e chocolate ao leite costumam ser ricos em gordura saturada.

Embutidos como salsichas, linguiça, salame; carnes processadas como presuntada, presunto, mortadela e patê de fígado são fontes de gordura saturada e ricos em sódio, que dá o sabor salgado e facilita a conservação. Nem sempre as carnes utilizadas em sua produção são de boa qualidade e além disso temperos e corantes são muito usados para dar melhor apelo visual e aceitação ao paladar.

Carboidratos são formados por moléculas de carbono, hidrogênio e oxigênio e podem ser classificados em simples e complexos.

Os simples são aqueles com estrutura química molecular de tamanho reduzido. Fazem parte deste grupo os monossacarídeos (glicose, frutose e galactose), os dissacarídeos (sacarose, lactose e maltose) e os oligossacarídeos, entre eles, os fruto-oligossacarídeos, uma fibra dietética solúvel extraída da raiz da chicória, que não é hidrolisada ou absorvida pelo trato digestivo e que serve como substrato seletivo para as bactérias benéficas à flora intestinal. São digeridos e absorvidos rapidamente, produzindo um aumento súbito da taxa de glicose no sangue.

Entre as fontes de carboidratos simples temos as frutas, açúcares, mel, xarope de milho e leite. Devido à sua rápida absorção, eles fornecem energia imediata, estimulam picos de insulina e podem dificultar a perda de peso numa dieta de emagrecimento.

Os complexos correspondem àqueles com estrutura química maior, mais complexa, como os polissacarídeos (amido, celulose). Devido ao tamanho de sua molécula, são digeridos e absorvidos lentamente, ocasionando aumento pequeno e gradual da glicemia (glicose no sangue). Têm como característica saciar mais a fome, e entre eles estão cereais integrais, leguminosas, raízes e fibras.

Por contribuírem para o ganho de peso, muitas vezes as pessoas tendem a excluir os carboidratos simples da dieta. No entanto, é importante lembrar que as frutas e seus sucos fornecem ao organismo vitaminas, minerais e fibras essenciais para a manutenção da saúde e do viço do corpo. Viço é algo que se percebe, que emana da pessoa, e que se expressa pelo brilho do olhar, pela coloração dos lábios, pela nitidez da voz, ainda que não tenhamos exames para constatá-lo.

O suco de laranja, fonte de vitamina C e minerais, é bastante nutritivo, porém, se bebido diariamente em quantidades maiores que um litro, pode causar desequilíbrio na flora bacteriana intestinal, acidez estomacal, flatulência e elevação da glicose.

Os carboidratos, simples e complexos, são essenciais na dieta diária do indivíduo para disponibilizar a energia necessária ao organismo e ao raciocínio. Quando em demasia, são armazenados como reserva de energia, da qual uma parte é estocada como glicogênio muscular e o excedente sob a forma de triglicerídeos nos depósitos corporais de gordura.

O excesso de carboidratos na dieta alimentar pode ser detectado no exame de sangue, pelo aumento da hemoglobina glicada, elevação dos triglicerídeos e do VLDL (Very low density lipoprotein), que é a fração do colesterol que transporta basicamente triglicerídeos, mas também parte do colesterol.

Açúcares em excesso promovem a glicação em nossos tecidos, isto é, as células vão se tornando caramelizadas, devido a um processo semelhante ao que ocorre para que os doces fiquem caramelizados.

Quando o sangue fica cheio de glicose, esta se liga a certas proteínas que formam o chamado AGEs (Advanced Glycosylation End Products). Estas moléculas ficam aderidas em torno da membrana das células que revestem a parede das artérias, deixando-as com aspecto caramelizado e diminuindo a elasticidade dos vasos sanguíneos. O acúmulo de AGEs diminui a capacidade de divisão celular e, com isto, acelera o envelhecimento. A glicose acoplada à proteína gera um complexo que promove a inflamação silenciosa no corpo.

> **Submeter-se a exames de sangue completos uma ou duas vezes ao ano é essencial para quem quer seguir uma medicina preventiva.**

O pâncreas de quem habitualmente consome açúcar em quantidades altas tem que produzir cada vez mais insulina para remover a glicose do sangue. A insulina pode se tornar insuficiente devido ao esgotamento da capacidade do pâncreas em fabricá-la, mas pode também estar aumentada devido ao processo de caramelização das células, que dificulta a sua ligação na membrana e a sua ação de conduzir a glicose para o interior da célula. A caramelização das células leva à resistência à insulina, que passa a ser fabricada em maiores concentrações, mas apresenta menor eficiência, como se houvesse necessidade de vários funcionários ineficientes para exercer uma função. É o primeiro passo para a obesidade, diabetes e outras patologias crônicas e degenerativas.

Farinhas

Com o corre-corre da vida moderna e a busca da praticidade na hora da alimentação, aumentou significativamente o hábito de comer, em várias refeições ao dia, produtos derivados do trigo, cada vez mais consumidos, por serem baratos e darem energia.

Se no passado, a população pobre no Brasil era magra e às vezes desnutrida, hoje se encontra obesa ou com sobrepeso e mal nutrida pelo excesso de carboidratos, principalmente macarrão, pão e farinha. As classes média e rica também engordam a cada ano, o que representa uma epidemia.

Nas últimas décadas, sobretudo nos grandes centros urbanos, surgiram e cresceram as redes de lanchonetes de modelo norte-americano, com sanduíches de tamanho grande e preços promocionais que incentivam o consumo de maiores porções, muitas vezes incluindo batatas fritas e refrigerantes. Os sanduíches são cada vez maiores, com os nomes começando com a ideia de superlativo como *Big, Super, Mega, Double, Triple, Hiper*. Os refrigerantes aumentaram substancialmente de tamanho, em alguns lugares podendo ser repetidos à vontade, sem qualquer acréscimo no preço, e as batatas ficaram mais douradas, por serem fritas em gordura trans.

Este modelo de refeição tem se espalhado nos países em desenvolvimento onde o marketing afirma que comer um sanduíche enorme é uma vantagem ao consumidor, e este acredita. Mas na verdade a vantagem vai só para a indústria, que colabora para o vício da superalimentação, enquanto o prejuízo vai diretamente para o pâncreas, o fígado e os rins, chegando depois ao coração, que costuma pagar as contas. A gula faz parte dos sete pecados capitais, é tentadora, e por isso é que comer a mais, diariamente, vicia.

Quem come pão de manhã, almoça sanduíche, janta macarrão ou pizza e, nos intervalos, come biscoitos, acaba tendo algum problema com a farinha de trigo, pois ela nos inflama. A culpa é do excesso, sempre prejudicial, que faz mal de várias maneiras, podendo causar, entre outros:

- Diabetes do tipo 2, que em geral se inicia após os 50 anos, e que ocorre em resposta ao esgotamento do pâncreas em fabricar insulina.
- Alergias na pele e na árvore respiratória, gerando descamações de pele e acúmulo de muco respiratório.
- Disbiose, ou seja, um desequilíbrio na flora bacteriana.
- Exacerbação de candidíase, devido ao abuso de pães, massas e biscoitos.
- Quadros intestinais inflamatórios.

Pode também gerar intolerância à sua proteína, chamada glúten, que, quando consumida exageradamente, forma uma capa grudenta, semelhante à cola feita com água e farinha de trigo, que fica aderida ao longo do intestino. Isso prejudica a digestão e a absorção de nutrientes, distende as alças intestinais e aumenta o volume do abdome, a circunferência da cintura pela flatulência, o depósito de gorduras localizadas e da gordura abdominal.

O pão é um alimento sagrado, bíblico, que há milhares de anos serve ao ser humano, como a oração do Pai Nosso já diz "... o pão nosso de cada dia nos dai hoje", num apelo para que não nos falte o alimento básico. O pão, desde que não abusemos, pode estar à mesa no café da manhã, todos os dias, da mesma maneira que esteve na de nossos antepassados. O que importa é o que comemos no todo, ao longo das 24 horas, isto é, o exagero do trigo é que pode fazer dele um veneno. O ideal é consumirmos mais os produtos do trigo integral em vez do refinado: pão integral no lugar do pão francês e biscoitos integrais.

Sódio

Presente no sal de cozinha, estimula o paladar e ajuda na conservação de alimentos. Na Antiguidade, era um produto caro, comercializado em gramas. A palavra salário vem de sal, que já foi uma moeda de troca, utilizada para pagar soldados e trabalhadores.

Devido ao sódio, o sal eleva a pressão arterial e promove retenção de líquidos. Uma colher de chá (6 g) de sal tem 2,4 g de sódio. O ideal é consumir menos que 2 g de sódio ao dia, ou seja, menos do que uma colher de chá. Dentro deste limite, temos que computar o sódio contido naturalmente nos alimentos e também o que está embutido nos produtos industrializados que ingerimos. A diminuição do consumo de sal de cozinha, ou cloreto de sódio, é um caminho simples, porém não tão fácil de ser seguido, para a prevenção e o tratamento não medicamentoso da hipertensão arterial.

O aumento progressivo da pressão arterial em grande parte da população que envelhece é agravado pela maior ingestão de sódio proveniente de comidas salgadas, embutidos, queijos e biscoitos, sobretudo quando a isso se associa a menor ingestão do mineral potássio, presente nas hortaliças e frutas. Quanto menor a ingestão de verduras, legumes e frutas, maior é a possibilidade de a pressão elevar-se.

Uma alimentação frugal, rica em potássio e pobre em sal ajuda a preservar a saúde e a integridade das nossas artérias. Embora a tendência natural da vida seja a de promover placas de ateroma e enrijecimento das artérias, é possível retardar estes acontecimentos e ser idoso sem problemas vasculares. A qualidade dos tecidos do nosso corpo depende de nossos hábitos.

A hipertensão arterial e a arterosclerose constituem os principais fatores de risco cardiovascular, sendo que a probabilidade de elevação da pressão arterial aumenta ainda mais quando se associam sal, álcool e obesidade. A bebida alcoólica, geralmente acompanhada de petiscos, eleva a pressão arterial e colabora para a retenção de líquidos (inchaço). O abuso de álcool e salgadinhos dilata e estufa o abdome.

Observada primariamente em quem ingere mais que uma colher de chá por dia de sal, a hipertensão é rara em quem consome a metade deste valor. A redução da pressão arterial apenas com medidas dietéticas pode ser observada após oito semanas do controle sobre a ingestão de sal. Além disso, a restrição de sal diminui a ocorrência de acidentes vasculares cerebrais e também é indicada para o tratamento e prevenção da osteoporose.

> A restrição de sal não deve ser só para os hipertensos, mas para todos. Uma dica para baixar o consumo é não levar o saleiro para a mesa.

Reduzindo o sal, diminui-se a eliminação do cálcio: cada 2.300 mg de sódio eliminado pelos rins arrasta 50 mg de cálcio para fora de nosso corpo, ou seja, quanto mais sal consumimos, mais cálcio eliminamos de nossas reservas ósseas.

À medida que o sal retém a água, retém também mais toxinas, o que aumenta o processo oxidativo em todos os tecidos, acelerando o envelhecimento, ressecando a pele e inchando o corpo. Os líquidos corporais não devem ficar estagnados.

Para diminuir a ingestão de sódio, evite excessos no consumo de *shoyo*, embutidos, presunto, defumados, bacalhau salgado, carne-seca, queijos temperados, biscoitos salpicados com sal, sopas e temperos de pacotes.

Substitutos do sal contendo cloreto de potássio não têm exatamente o mesmo sabor, mas são uma alternativa de tempero para os hipertensos. Os que apresentam diminuição da função renal só devem fazer uso do cloreto de potássio sob orientação médica, devido ao risco de hiperpotassemia.

Bons substitutos para o sal:
- cheiro verde
- manjericão
- orégano
- cominho
- curry
- raiz forte
- pimentas

A maior ingestão de potássio e magnésio, presentes nos vegetais e frutas, minimiza os efeitos nocivos de uma refeição rica em sal. Após uma refeição salgada, a seguinte deve ser frugal.

Frutas que ajudam a evitar retenção de líquidos:
- abacaxi
- melancia
- melão
- pera
- tangerina

Intolerância e alergia alimentar

Intolerância e alergia são muitas vezes confundidas; embora causem sintomas semelhantes, são produzidas de modo diferente. As alergias alimentares ocorrem por reação imunológica de hipersensibilidade. Já a intolerância alimentar não envolve o sistema imunológico e ocorre devido à deficiência de alguma enzima digestiva. O alimento não é bem digerido, fica estagnado nos intestinos, e isso pode causar mal-estar, flatulência, distensão abdominal e diarreia súbita. Esses sintomas no dia a dia acabam propiciando uma má qualidade de vida.

Na alergia alimentar, a ingestão de uma quantidade mínima de alimento ao qual se é alérgico pode ser suficiente para causar manifestações, por vezes graves. O corpo tem arquivados anticorpos para a substância ao qual se é alérgico, e a resposta imune é imediata. São conhecidos os casos de alergia súbita a, por exemplo, frutos do mar. As reações manifestam-se mais comumente na árvore respiratória e na pele, sob a forma de rinite, asma e urticária.

Nesses casos, em geral, o sistema imunológico reage imediatamente a determinados alimentos como se fossem potencialmente perigosos, mesmo quando ingeridos em quantidades mínimas. Em casos mais graves ocorre anafilaxia, uma resposta aguda à ingestão ou ao simples contato com um alimento, com falta de ar, cianose, queda na pressão sanguínea, urticária e choque, podendo levar à morte caso não haja socorro a tempo.

Muitas pessoas passam a vida inteira com intolerância sem saber. Caso venha apresentando sintomas de má digestão, procure observar de que maneira certos alimentos caem em seu processo digestivo, percebendo os que lhe pesam, os que se perpetuam em eructos ou os que foram comidos pouco antes de ter uma dor de barriga, e leve estes dados ao seu clínico.

A doença celíaca, também conhecida como enteropatia glúten induzida, é uma doença autoimune que afeta o intestino delgado. Geralmente se manifesta na infância, com diarreias, vômitos, emagrecimento e diminuição do crescimento pela menor absorção de vitaminas, minerais e proteínas. Pode, contudo, aparecer em qualquer idade. Os sintomas são predominantemente gastrointestinais. A doença se caracteriza por um processo inflamatório que ocorre, em resposta à ingestão do glúten, nas vilosidades, as dobras microscópicas da parede interna dos intestinos. A diminuição considerável da capacidade de absorver nutrientes é a responsável por diarreias, com fezes fétidas e claras, flatulência, distensão abdominal, náusea e perda de peso.

Na alergia ao glúten, o tratamento consiste em não mais comer alimentos que o contenham, como trigo, centeio, aveia e cevada. Ler o rótulo dos produtos alimentícios é fundamental para o paciente celíaco saber se na sua composição entra o glúten.

5

HÁBITOS QUE NOS INFLAMAM

*"Maus hábitos potencializam os riscos
de doença no nosso organismo."*

Fumo

O tabagismo é considerado pela Organização Mundial da Saúde (OMS) a principal causa de morte evitável no mundo. O fumo contém mais de 4.700 substâncias tóxicas e, nos arquivos secretos de grandes empresas de tabaco, constam estudos que não foram divulgados na época de sua elaboração.

A imagem do cigarro era relacionada à liberdade, à contestação, à rebeldia, à coragem e ao relaxamento. À nicotina era atribuída a função de dar o sabor, e só. Como se os fabricantes não soubessem que viciava! Os jovens foram público-alvo para a indústria do tabaco ao longo do século passado, pois seus fabricantes sabiam que, se os viciassem, eles seriam provavelmente consumidores até o resto da vida. As mulheres passaram a ter mais foco nas propagandas de cigarro depois que pesquisas mostraram que elas têm maior dificuldade em deixar o vício e costumam ser mais fiéis às marcas que fumam.

Atualmente, o percentual de fumantes entre jovens e adultos está diminuindo. Informações sobre os males que o cigarro causa e a restrição de ambientes para fumantes sem dúvida colaboraram muito para esta redução.

Uma vez abandonado o cigarro, o risco de doença cardíaca começa a decair. Após um ano, o risco se reduz à metade, e após dez anos, atinge o mesmo nível daqueles que nunca fumaram.

O cigarro no corpo do homem. A principal causa de morte no homem se deve às doenças isquêmicas do coração, entre elas o infarto do miocárdio. As doenças cerebrovasculares são a segunda causa de morte nos homens.

Pneumonia, doenças pulmonares obstrutivas crônicas, enfisema, câncer de traqueia, pulmão e próstata estão também entre as principais causas de morte do homem e podem ser induzidas pelo hábito de fumar.

A nicotina diminui o diâmetro interno do vaso sanguíneo e dificulta o fluxo sanguíneo, ou seja, a passagem de sangue pelo corpo. Eleva a pressão arterial, acelera o coração e diminui a oxigenação de todos os tecidos em todos os órgãos do corpo.

No homem, a nicotina leva à menor irrigação sanguínea nas artérias do pênis, diminuindo a potência, que progressivamente gera a impotência de fato. Através de angiografia, demonstrou-se em tabagistas a redução do fluxo sanguíneo na artéria pudenda, que fornece aporte sanguíneo ao pênis para que ele fique ereto e se mantenha assim.

O cigarro no corpo da mulher. A mulher fumante exibe mais flacidez e rugas pois tem menos colágeno nos ossos e na pele, além de ter os riscos das doenças cardiovasculares potencializados, principalmente quando associado ao uso de pílula anticoncepcional. Na gravidez, o cigarro traz prejuízo ao feto, que costuma nascer com baixo peso e menor estatura.

A primeira causa de morte na população feminina hoje são as doenças cardiovasculares (infarto agudo do miocárdio e acidente vascular encefálico); a segunda é o câncer (de mama, de pulmão e de colo de útero); a terceira são as doenças respiratórias. As três causas podem estar relacionadas ao tabagismo, sendo que o câncer de mama, antes responsável pela maioria das mortes femininas por câncer, já foi ultrapassado pelo de pulmão em diversos países desenvolvidos.

Dados sobre a saúde da mulher fumante:
- O risco de infarto do miocárdio, embolia pulmonar e tromboflebite em mulheres jovens que usam anticoncepcionais orais e fumam chega a ser dez vezes maior que o risco das que não fumam e usam este método de controle da natalidade.
- Mulheres fumantes de dois ou mais maços de cigarros por dia têm vinte vezes mais chances de morrer de câncer de pulmão do que mulheres não fumantes.
- As mulheres têm risco maior de ter câncer de pulmão com exposições menores do que os homens. Adenocarcinomas ocorrem mais em mulheres fumantes do que em homens, e estão associados ao modo diferenciado de fumar (inalação profunda).
- Calcula-se que o tabagismo seja responsável por 40% dos óbitos nas mulheres com menos de 65 anos e por 10% das mortes por doença coronariana nas mulheres com mais de 65 anos.
- Mulheres fumantes que não usam métodos contraceptivos hormonais reduzem a taxa de fertilidade de 75% para

57%, devido ao efeito das taxas de concentração de nicotina no ovário.
- As fumantes que fazem uso de contraceptivos orais apresentam risco para doenças do sistema circulatório, aumentando em 39% a chance de desenvolver doenças coronarianas e em 22% a de desenvolver acidentes vasculares cerebrais.
- Abortos espontâneos, nascimentos prematuros, bebês de baixo peso, mortes fetais e de recém-nascidos, complicações com a placenta e episódios de hemorragia (sangramento) ocorrem mais frequentemente quando a grávida é fumante. Tais problemas se devem, principalmente, aos efeitos do monóxido de carbono e da nicotina sobre o feto, após a absorção pelo organismo materno e significam riscos sérios.
- Entre as mulheres que convivem com fumantes, principalmente seus maridos, há um risco 30% maior de desenvolver câncer de pulmão em relação àquelas cujos maridos não fumam.

Sono

Dormir cerca de oito horas por noite, se possível regularmente e por volta do mesmo horário, é essencial para a reparação de tecidos e funções do corpo, para estarmos atentos, com uma boa memória imediata e ainda com boa imunidade e energia. Se não houvesse luz elétrica, com certeza, espontaneamente dormiríamos mais cedo, como acontecia até o começo do século XX.

Somos animais diurnos: dormir à noite descansa mais que dormir de dia. À noite, fabricamos os hormônios que nos levam ao crescimento e à reparação de nossas funções. Durante o sono, fabricamos proteínas para a recuperação tecidual na chamada fase de anabolismo, ou seja, da construção e reconstrução do corpo. A privação de sono traz aumento do estresse oxidativo em todos os órgãos.

Em 1910, dormia-se em média nove horas por noite, nos Estados Unidos. Desde 1960, os habitantes dos países desenvolvidos e em desenvolvimento diminuíram esse tempo em cerca de 15%, ou seja, o sono de oito a nove horas por noite foi reduzido a cinco ou seis horas.

Um dos efeitos dessa subtração é a queda da produção de melatonina, hormônio antioxidante que fabricamos no escuro, dormindo, o que prejudica o aprendizado, a função cognitiva, reduz os hormônios da tiroide, T3 (tri-iodotironina) e T4 (levotiroxina).

O decréscimo do sono tem sido associado a obesidade, diabetes tipo 2 e ansiedade generalizada. Também acarreta menor estatura aos jovens em crescimento e perda de massa muscular e óssea no idoso, pois reduz a liberação do hormônio de crescimento ou GH, insulina, prolactina e testosterona. Além disso, a privação do sono afeta o pâncreas, o fígado, o tecido adiposo, muscular e ósseo.

Há também um aumento da concentração de adrenalina no sangue, o que acelera os batimentos cardíacos, eleva a pressão arterial, promove ansiedade e tira ainda mais o sono.

O hábito de fazer uma sesta ou tirar uma soneca após o almoço está relacionado à melhora dos níveis tensionais em adultos hipertensos, à melhora da atenção e do humor durante o dia, mas, por outro lado, pode reduzir o sono noturno.

Com o envelhecimento, o sono diurno aumenta e o noturno diminui, ocorrendo despertares. Acordar para urinar à noite é a causa mais frequente dos despertares noturnos no idoso. A hipertrofia da próstata no homem e alterações neuromusculares pós-menopausa contribuem para que aumente essa necessidade.

Quando acordar à noite, mais de uma vez, para urinar torna-se uma rotina, convém diminuir o volume de líquido ingerido por duas horas antes de deitar, como água e chás. Caso tenha o hábito de jantar sopa, troque-a por vegetais cozidos, com menos caldo. Não se esqueça, contudo, de beber mais água durante as manhãs e ao longo da tarde. Dor crônica é outra causa frequente de insônia nessa fase.

As insônias no envelhecimento atingem cerca de 40% dos idosos e são frequentemente associadas às doenças neurológicas e cardiorrespiratórias. A atividade física regular, durante o dia, tem um efeito benéfico para o sono de noite.

Para os insones, é importante evitar a partir das 16 ou 17 horas cafeína ou teína:

- café
- chá-verde
- chá-preto
- chá-vermelho
- chá-branco
- mate
- chimarrão
- tereré
- refrigerantes que contenham cafeína

Efedra ou *Ma Huang* são estimulantes potentes que fazem parte da composição de algumas bebidas energéticas. Esta substância acelera os batimentos cardíacos, podendo causar arritmias cardíacas, elevar a pressão arterial e tirar o sono; apesar de ser excitante, diminui a ereção do pênis, por ser vasoconstritora.

À noite, o quarto deve ser silencioso e escuro e o ideal é que a cama seja usada somente quando for deitar, relaxar e dormir: nada de usá-la como sofá onde outras pessoas sentam, conversam, lancham ou veem televisão.

A melatonina é um hormônio secretado no cérebro, pela glândula pineal, à noite, quando estamos no escuro, e determina o nosso ritmo circadiano corporal, como um relógio interno que desempenha o importante papel de determinar quando adormecemos e quando acordamos, sendo que seus níveis decaem com a idade e são ainda menores nos idosos insones.

Exercícios físicos durante o dia, alimentação saudável sem substâncias estimulantes a partir do horário da tarde e rotina de se deitar para dormir por volta do mesmo horário à noite contribuem para a fabricação da melatonina.

O tempo da refeição

Comer rápido sacia menos. Além disso, quem tem esse hábito geralmente come mais. O cérebro leva um determinado tempo para perceber que o corpo está satisfeito de alimentos. Ao comer depressa, ingerimos mais calorias, pois não damos o tempo necessário para ativar o nosso centro de saciedade, localizado no hipotálamo. Além disso, a digestão de alimentos que não foram devidamente triturados pelos dentes e molhados com a saliva torna-se lenta e dificulta o esvaziamento dos alimentos do estômago para o intestino delgado. Eructos e flatulência são comuns em quem mastiga rápido.

O ideal é a pessoa só comer quando estiver tranquila, com uma respiração normal, sentada à mesa, sem estar acelerada física e emocionalmente. Comer no meio da afobação, em pé em um balcão ou em movimento, prejudica a dinâmica digestiva. É comum em grandes centros urbanos que as pessoas comam enquanto andam na rua, muitas vezes levando uma pasta ou uma bolsa em uma das mãos e um sanduíche em outra, ou enquanto dirigem seus carros ou estão dentro de um transporte público de manhã.

Comer em momentos de raiva ou de discussões calorosas prejudica o esvaziamento do bolo alimentar do estômago e intestino delgado, ou seja, a comida fica estagnada e demora a ser processada.

Para diminuir a intensidade do fogo gerado por sentimentos que nos consomem são recomendados vegetais de sabor amargo como:

- rúcula
- chicória
- almeirão
- radicchio
- acelga
- agrião
- endívia
- broto de alfafa
- alface

Comer em frente ao computador, fazendo trabalhos, jogando ou se relacionando via internet, tira a atenção e percepção dos sabores dos alimentos, que são automaticamente deglutidos. Para os que têm tendência a engordar e comer a mais, uma refeição feita desta forma só sacia o corpo após ele estar pleno de calorias. Mastigar devagar, percebendo o que se come, satisfaz mais e torna a refeição mais saborosa.

A mesa é um local sagrado onde a família, mesmo sendo bem pequena, faz suas refeições, troca ideias, discorda ou concorda e se reconhece. A família que faz as refeições assistindo à televisão tem menos chances de viver esta intimidade, pois, em vez de cada um contar a sua própria história, presta-se atenção à história dos personagens da TV. Hoje em dia, pior do que a família fazer a refeição em silêncio assistindo à televisão é ver cada um em seu computador, comendo sozinho em seu quarto, ou cada um entretido com seus celulares e tablets, enviando mensagens e interagindo com as redes sociais. Quem tem a oportunidade de viver em família deve, sempre que possível, fazer as refeições em conjunto, em ambiente de comunhão, leveza, alegria e gratidão à vida por ter dado a oportunidade de ter aqueles alimentos à mesa. É comum, em meio à pressa, esquecermos que uma simples refeição pode ser um momento mágico.

Frutas doces combinadas com uma salada de sabor amargo ajudam a refrescar o corpo, acalmar o que os chineses chamam de espírito e diminuir as tensões do corpo. Manga, tangerina, laranja, carambola, maçã, pera, morango, melão e abacaxi podem ser picados e misturados às saladas.

Atividade física

O estresse oxidativo, ou seja, o predomínio de substâncias oxidantes em relação às antioxidantes, acontece em maior proporção quando movido pelo abuso de esforço físico, como ocorre com maratonistas e atletas em geral. O excesso de atividade física aumenta os radicais livres e as inflamações no corpo, ao passo que diminui a capacidade de reparação dos tecidos lesionados, abrindo portas para doenças infecciosas e promovendo lesões em articulações e músculos envolvidos no movimento repetitivo, acelerando o processo de envelhecimento.

A imunidade diminui, não é raro ver corredores e ciclistas com faringite, amidalite e gripe. Uma janela imunológica para infecções é aberta no período de três a 72 horas após exercícios intensos. O *overtraining* é uma desordem neuroendócrina caracterizada por persistente fadiga, perda do rendimento, mudanças bioquímicas e emocionais.

Para que o atleta ou o praticante de intensa atividade física tenha saúde e se desgaste menos com a sobrecarga são necessários cuidados alimentares e suplementação nutricional dirigida por médico ou nutricionista. Bebidas isotônicas, carboidratos, triglicerídeos de cadeia longa, aminoácidos, vitaminas e minerais, em horas específicas do dia, podem melhorar o rendimento físico e a imunidade.

6

O HOMEM, SEU CICLO E O TEMPO

*"Ao envelhecer,
tenha a tranquilidade de não ser jovem."*

A puberdade, marcada pela produção de níveis maiores de testosterona, é a fase de transição entre a infância e a adolescência, na qual ocorrem profundas modificações físicas, emocionais e sociais. Essa fase representa o período de ampliação inicial das características sexuais secundárias para chegar à capacidade reprodutora do homem.

A secreção de testosterona induz os testículos, a bolsa escrotal e o pênis a crescerem, aproximadamente, dez vezes mais. A testosterona é responsável pelo desenvolvimento e manutenção das características masculinas normais, sendo importante para a função e o desempenho sexual. Além dos efeitos sobre os órgãos genitais, exerce outros efeitos gerais por todo o organismo, dando ao homem adulto suas características próprias.

Os efeitos da testosterona:
- Faz com que os pelos cresçam na face, ao longo da linha média do abdome, no púbis e no tórax.

- Estimula o crescimento da laringe, de modo que o homem, após a puberdade, fica com a voz mais grave.
- Estimula um aumento na deposição de proteína nos músculos, pele, ossos e em outras partes do corpo, de maneira que o adolescente do sexo masculino se torna geralmente maior e mais musculoso do que a mulher.

Algumas vezes, a testosterona pode promover uma secreção anormal das glândulas sebáceas da pele, fazendo com que se desenvolva a acne na face e nas costas.

Fundamental para a construção muscular e a síntese proteica, quando ausentes, as características sexuais secundárias não se desenvolvem e o indivíduo mantém um aspecto sexualmente infantil.

Apesar de o hormônio ser encontrado em ambos os sexos, o organismo de um homem adulto jovem produz, em média, cerca de vinte a trinta vezes mais quantidade de testosterona que uma mulher adulta jovem, tendo assim um papel determinante na diferenciação dos sexos na espécie humana.

A ejaculação precoce. É um dos problemas sexuais que mais afeta a vida dos casais, sendo responsável por 40% das queixas em consultório de terapeutas sexuais. É mais comum na juventude, em encontros com parceiros novos e após algum tempo de abstinência. Considera-se precoce quando acontece logo após a penetração ou até mesmo antes, já nas primeiras carícias, nesse caso, ocorrendo sem que o homem a consiga controlar e retardar. É caracterizada quando o episódio se repete com frequência em pelo menos 50% das relações, que levam, em média, de dois a quatro minutos.

Sua principal causa é a ansiedade. O problema se agrava à medida que a história se repete: cada relação torna-se um teste, uma prova em que o homem tenso já inicia os primeiros contatos íntimos se contendo para não ejacular. Quanto mais ansioso fica, mais adrenalina produz e mais rápido ejacula. Em alguns casos, a ansiedade é tanta que ele acaba desenvolvendo também algum tipo de disfunção erétil, e aí passa a ter dois problemas.

É comum na adolescência porque os jovens, movidos pela inexperiência e a insegurança, criam um estado de ansiedade que acelera o momento da ejaculação. Com o tempo, ocorre diminuição dos receptores nervosos na glande, a pele fica mais espessa, tende a ficar mais escura e menos sensível. A tendência com a maturidade é levar mais tempo para ejacular.

A ansiedade gera maior fabricação de adrenalina, diminuição da irrigação sanguínea no pênis e é antagônica à ereção e à duração do prazer.

Pode ser tratada de várias formas: terapias alternativas, acupuntura, exercícios de meditação, yoga e massagens podem auxiliar para aumentar o tempo de prazer sem ejacular. Medicamentos naturais e alopáticos, antidepressivos, podem complementar esta terapia. Inibidores seletivos de recaptação da serotonina, que aumentam a quantidade de serotonina no cérebro, podem ser úteis para aumentar o tempo da relação sexual antes da ejaculação final.

Com auxílio de determinados minerais, aminoácidos e vitaminas, como em determinadas formulações ortomoleculares, contendo magnésio, vitamina B1 (tiamina) e o aminoácido triptofano, pode-se aumentar a serotonina, diminuir a ansiedade e, com isto, aumentar o tempo da relação.

O fitoterápico *Hipericum perforatum* tem efeito antidepressivo, diminui a ansiedade e em alguns casos ajuda no controle da resposta ejaculatória, ou seja, pode contribuir para aumentar o tempo de excitação sem ejacular.

Disfunção erétil. É o termo médico atualmente mais aceito para definir a incapacidade de obter e manter ereção satisfatória para conduzir um ato sexual, e pode aparecer mesmo quando o desejo e o orgasmo estejam presentes.

É a doença mais comum do sexo masculino: segundo estatísticas, 10% dos homens entre 40 a 70 anos têm alguma forma de disfunção erétil e apenas 30% procuram ajuda médica.

As causas podem ser diversas: psicogênicas, geradas por ansiedade, vasculares, neurológicas, hormonais e também ligadas ao uso do álcool ou outras drogas.

Nos dias de hoje não há por que o homem sofrer calado devido à deficiência de ereção. Terapias e terapêuticas medicamentosas podem ajudá-lo a ter um melhor desempenho sexual, que é fundamental para a qualidade de vida.

Sildefanil, Tadalafil e Vardenafil são as substâncias que constituem os medicamentos pioneiros aprovados pela moderna medicina que trata a disfunção erétil. Ao promoverem maior aporte de sangue na região genital, eles permitem o aumento do volume do pênis mesmo quando ele ainda se encontra flácido, facilitando a ereção. Estes medicamentos não têm ação hormonal e não agem diretamente no desejo nem na libido, mas melhoram a qualidade da relação sexual, aumentando o tempo de sua duração e a autoestima.

A principal diferença entre o Tadalafil e os outros é a duração do efeito. Enquanto o Sildefanil tem efeito de aproximadamente seis horas e o Vardenafil de oito, o efeito do Tadalafil pode chegar a 36 horas, de acordo com informações dos laboratórios fabricantes. Os efeitos colaterais mais relatados são dor de cabeça, rubor, palpitações e coriza.

Muitos jovens de 20 anos já fazem uso regular desses medicamentos, pelo medo de não terem uma boa ereção na hora dos encontros sexuais. No entanto, eles só devem ser tomados quando prescritos por um médico, pois agem na circulação e podem causar palpitações e arritmias, sobretudo se misturados com bebidas energéticas, que aceleram o coração. Jovens que fazem uso semanalmente de medicamento para disfunção erétil devem conversar francamente sobre isto com seu médico, que poderá propor outras formas, à base de suplementos ou alimentos, que auxiliem um bom desempenho sexual, deixando essas drogas como cartas na manga, para uso futuro. Além disso, o uso regular destes medicamentos pode gerar dependência física ou emocional a ponto de, com o tempo, o jovem não conseguir manter a ereção sem eles, e em doses cada vez maiores.

Faloplastia e bioplastia. A internet e os jornais trazem anúncios que prometem aumentar o pênis em seu comprimento e diâmetro através de cirurgia e preenchimentos com metacrilato.

O pênis é um símbolo fálico ligado à força e ao poder, por isso seu tamanho, desde a infância, em diferentes culturas, tem importância para o homem. Cirurgias têm sido anunciadas para aumentar o comprimento do órgão em cerca de 2 centímetros. Dois terços do pênis, que representam a maior parte de sua extensão, estão embutidos dentro da região pélvica e são presos a ela através do ligamento suspensor do pênis. A faloplastia, ou cirurgia para aumento do comprimento peniano, consiste na secção dos ligamentos que unem a parte interna ao osso pubiano. É uma cirurgia que requer cuidados especiais e fisioterápicos no pós-operatório e cujo resultado é incerto.

Bioplastia peniana, para aumento da circunferência do pênis, é um procedimento realizado com anestesia local e aplicação de preenchedores sintéticos, injetados entre a pele e os corpos cavernosos.

Cirurgias plásticas e procedimentos à base de injeção local para aumentar e engrossar o pênis podem trazer sérias complicações vasculares e sequelas. Caso haja insucesso na cirurgia, o pênis poderá ficar menor, retraído e impotente.

O medo do homem que tem um pênis pequeno é não satisfazer a mulher, porém sabe-se que a área mais sensível da vagina encontra-se nos seus 10 centímetros iniciais. Mais importante que o tamanho do órgão é buscar conduzir a parceira ao orgasmo em uma relação prazerosa, afinal nem só centímetros a mais e nem só seios e quadris ideais asseguram a qualidade dos orgasmos. É pelo conjunto de vários fatores que as relações se repetem e se mantêm.

O homem na andropausa

À medida que o homem envelhece, ocorre a queda natural de produção da testosterona, também conhecida como andropausa. O termo não é de todo correto, pois dá a ideia de uma pausa na secreção de testosterona, quando na verdade o que ocorre é uma diminuição progressiva da sua produção nos testículos, tendo como consequência o declínio nas funções físicas, psíquicas e sexuais.

O termo "andropausa" remete ao fenômeno da "menopausa", em que de fato a mulher apresenta uma pausa definitiva na produção dos hormônios sexuais, por volta dos 49 anos, com o encerramento da fase fértil.

A nomenclatura mais correta para o diagnóstico da diminuição da testosterona no adulto de meia-idade é "hipogonadismo masculino tardio", que significa menor capacidade funcional dos testículos, com diminuição progressiva da produção de testosterona e espermatozoides. O "tardio" está relacionado ao surgimento do quadro numa idade mais avançada e não na adolescência. Outro nome bastante usado para substituir o termo andropausa é Distúrbio Androgênico do Envelhecimento Masculino (DAEM).

O homem pode ser fértil ao longo de toda a vida. Com ou sem ereção, pode ter orgasmo, ejacular e ser pai. O processo de queda na secreção dos hormônios sexuais androgênicos, como a testosterona e DHEA, após os 40 anos, se dá ano a ano. Determinados hábitos de vida e o estresse são fatores que contribuem para a ocorrência mais precoce da andropausa.

> A testosterona costuma se elevar quando o estresse cai. Sendo assim, férias em meio ao sossego e ao lazer costumam elevá-la.

A testosterona é um hormônio esteroide andrógeno, ou seja, masculinizante, que desempenha importante papel fisiológico e psicológico no homem. À medida que diminui, ocorrem alterações na composição corporal, com redução do teor de água, aumento de gordura e diminuição da força muscular, massa muscular e massa óssea.

Após os 40 anos, nota-se um declínio de cerca de 5% da massa muscular a cada década, o que se intensifica após os 65 anos, particularmente nos membros inferiores. Em indivíduos com baixa testosterona, o ganho da massa e da força ocorre mais efetivamente com a terapia de reposição hormonal. A partir dos 50 anos, 25% dos homens apresentam deficiência do hormônio e um quadro clínico relacionado a esta diminuição. A redução da massa magra prossegue, sobretudo nas pernas e nos braços, assim como o decréscimo da estatura em torno de 1 a 3 centímetros por década.

A cognição está intimamente relacionada com a testosterona. A queda da sua produção traz sintomas que acabam colaborando para mudanças no humor, deixando o homem mais vulnerável à baixa da autoestima e à depressão.

Com a andropausa, ocorre aumento da aromatase, enzima que converte a testosterona em estrógeno. Com isso o homem passa a fabricar mais o hormônio feminino, o que o leva a tornar-se mais compreensivo e emotivo do que era quando jovem.

Os adipócitos, que são as células de gordura, principalmente os localizados na região abdominal, produzem a aromatase, que, ao transformar o hormônio masculino em feminino, produz o aumento dos depósitos de gordura nas mamas do homem.

A testosterona encontra-se diminuída na obesidade, no diabetes, doenças hepáticas, doenças renais, hipotireoidismo, depressão, e o recuo em sua produção pode ser agravado por várias condições clínicas, tais como o uso de alguns medicamentos, como a finasterida, atualmente muito prescrita para diminuir a queda dos cabelos.

O diagnóstico da andropausa é baseado em aspectos clínicos compatíveis com os sintomas e com exame de sangue que comprove que a concentração matinal do hormônio encontra-se abaixo do valor mínimo de referência para adultos jovens.

A testosterona segue um ritmo circadiano e se encontra mais elevada pela manhã e mais baixa ao anoitecer, acordando o homem para mais um dia de produção, encorajando-o à luta e à determinação. As ereções matinais são relacionadas ao pico do hormônio ao amanhecer.

A dehidroepiandrosterona (DHEA) e seu sulfato (SDHEA) se reduzem cerca de 60% entre os 40 e os 80 anos. Esse declínio parece ser responsável por cerca de 50% do total da redução dos hormônios sexuais masculinos a partir da quarta década de vida. A queda do SDHEA, observada em exame de sangue, cursa com diminuição da libido.

Sinais e sintomas da andropausa:*

- 30% dos homens idosos apresentam diminuição da libido e da ereção.
- Dificuldade na excitação sexual e na intensidade do orgasmo.
- Diminuição do volume do esperma e da quantidade de espermatozoides.
- Ginecomastia, pelo aumento da atividade de uma enzima chamada aromatase, que transforma a testosterona em estrógeno.
- Perda de pelos axilares e púbicos.
- Diminuição da massa e força muscular e da densidade mineral óssea.

----

* BHASIN, C.; HAYES, F.; MATSUMOTO, A.; SNYDER, P. et al. "Testosterone therapy in men with androgen deficiency syndromes: an Endocrin Society clinical practice guideline". In: *The Journal of Endocrinolgy and Metabolism*, v. 95, n. 6, junho de 2010, pp. 2.536-2.559.

- Diminuição da circunferência da coxa e dos braços devido à diminuição muscular nos membros superiores e inferiores.
- Aumento da circunferência abdominal devido à deposição de gordura.
- Dores articulares.
- Ondas súbitas de calor acompanhadas de sudorese e vermelhidão de face.
- Desmotivação.
- Diminuição da energia, da impetuosidade e da confiança própria.
- Medo de enfrentar desafios na vida profissional e pessoal. Insegurança.
- Pode ocorrer mau humor, distimia, depressão.
- Diminuição da concentração e da memória.
- Diminuição das horas de sono, sono interrompido.
- Doenças cardiovasculares.
- Aumento do desenvolvimento de síndrome metabólica.

Hábitos saudáveis, suplementos nutricionais que forneçam a matéria-prima para a fabricação de testosterona e a prática de atividade física regular constituem a base para um envelhecimento saudável sem os sintomas da andropausa.

Nos grandes centros urbanos, o homem já começa a ir ao médico regularmente para checar a saúde e várias empresas já investem na saúde de seus funcionários como forma de melhorar a produção e economizar gastos com doenças. Esta atitude representa uma mudança de comportamento em relação a cinquenta anos, quando o homem só recorria ao médico em caso de enfermidade.

Reposição hormonal. É cada vez maior o número de homens com mais de 40 anos que praticam uma atividade física com o claro objetivo de fortalecer o corpo, melhorar a aparência e a disposição. Também é crescente o número dos que levam ao médico a queixa de diminuição do desejo, da libido e da ereção, muitas vezes relacionada diretamente com a queda da testosterona, que tem como uma das principais causas o estresse. Entretanto, dificilmente vivemos sem o elemento estressor.

Raramente se ouvia falar no Brasil de reposição hormonal para o homem de meia-idade enquanto que há muitos anos ela já é prescrita para as mulheres na menopausa. Hoje, com o crescimento da população de idosos masculinos, o tratamento tem sido cada vez mais indicado como forma de prevenir a diminuição da massa muscular e óssea nos homens após os 50 anos, além de melhorar a performance física, a libido, a vida sexual e o bem-estar geral.

Se hoje temos no mundo milhões de centenários, quem atualmente tem 50 anos, provavelmente, dependendo da sorte e do cuidado que der ao próprio corpo, está na metade da vida.

Com o aumento da população idosa no Brasil, cresceu também o número de homens de mais de 50 anos que não podem parar de trabalhar por razões econômicas. É nesta faixa de idade que muitos se veem cansados, com menos força e baixa capacidade de concentração. Na sequência, sentem maior dificuldade de assimilar novas tecnologias, novos programas de computador, novos softwares, maior dificuldade de raciocínio e aprendizado, surgindo a desmotivação para enfrentar os desafios no trabalho e na vida pessoal.

A Organização Mundial da Saúde conclui que o maior objetivo da reposição de testosterona é manter seus níveis próximos das concentrações fisiológicas deste hormônio.

O tratamento só deve ser feito quando os sintomas coincidirem com a baixa das taxas hormonais comprovadas por exame de sangue. Muitas vezes o paciente apresenta os sintomas da andropausa, mas seus testes estão normais. Neste caso, é recomendado o uso de suplementos nutricionais, antioxidantes, fitoterápicos, além de uma alimentação saudável e algum tipo de atividade física regular. Já nos pacientes com as queixas clínicas e com exames laboratoriais constatando a baixa do hormônio a sua reposição é o tratamento mais efetivo. O restabelecimento dos níveis de testosterona melhora a composição corporal, diminuindo sua gordura; melhora a libido, o desempenho sexual, o bem-estar geral e aumenta o fluxo arterial peniano, facilitando a ereção.

Sua deficiência provoca aumento de gordura em região abdominal e peitoral. A disfunção sexual afeta significativamente a qualidade de vida do homem.

....
A idade, o diabetes e a obesidade se relacionam inversamente com os níveis de testosterona.
....

A relação causal da deficiência androgênica com a regulação do humor ainda é discutida, porém os sintomas depressivos estão inversamente associados aos níveis de testosterona em homens idosos. A reposição resulta em melhora do humor e do bem-estar, além de ter se mostrado um instrumento eficaz na terapia da depressão de início tardio em indivíduos idosos.

Também melhora a cognição, a memória verbal e a memória espacial. Sua prescrição, porém, gera opiniões controversas, publicadas em estudos feitos por instituições consideradas como referências no meio acadêmico.

Enquanto várias pesquisas mostram-se reticentes em relação à reposição de testosterona na andropausa, por temer um aumento do volume prostático e do risco de câncer de próstata, outros autores contestam esta correlação e afirmam o contrário, argumentando que a queda de testosterona no sangue é um fator de risco para câncer da próstata uma vez que jovens, que naturalmente têm este hormônio elevado, muito raramente são acometidos por esta doença. Câncer de próstata e PSA elevados acometem sobretudo homens com mais de 50 anos, com baixa de testosterona.

PSA é a sigla em inglês (Prostate Specific Antigen) para antígeno prostático específico, uma proteína produzida pelas células da próstata e considerada um importante marcador biológico para determinar quais homens precisam de biópsia e quais deles têm maior risco de desenvolver câncer de próstata. Serve como um exame de triagem ou rastreamento, mas não oferece diagnóstico, uma vez que o exame de PSA não é capaz de fornecer informações suficientes para determinar se o paciente tem ou não uma doença na próstata. O PSA costuma estar elevado na hiperplasia benigna da próstata (HBP), sobretudo após os 50 anos, e também em ciclistas, motoqueiros e cavaleiros. Eleva-se também após relações sexuais e toque prostático. Tudo o que pressiona a região anal e períneo, eleva o PSA e com isso compromete a interpretação do exame.

Riscos da reposição. O que mais se teme é a exacerbação de doença prostática não diagnosticada.

Em vários estudos, a reposição induziu a um discreto aumento do volume prostático, que regrediu com a suspensão da suplementação. Ao que tudo indica, a testosterona pode aumentar o volume da próstata, mas não causa câncer no órgão: a incidência de carcinoma em homens idosos em tratamento é igual à incidência na população geral.

Níveis de testosterona no limite inferior da normalidade em homens saudáveis aumentam discretamente o risco cardiovascular. Em contraste, a reposição em homens com doença cardíaca reduz a isquemia miocárdica induzida por exercício.

A testosterona parece agir como estimulante da eritropoiese, ou seja, da fabricação dos glóbulos vermelhos, observada em exames de sangue com a elevação do hematócrito. Tal risco de elevação ocorre mais frequentemente com o uso do hormônio injetável ou com altas doses tópicas.

Os níveis de hemoglobina em homens com baixa testosterona são menores do que nos indivíduos com a quantidade normal. O tratamento restabelece os níveis regulares de hemoglobina e hematócrito para os homens com anemia na andropausa.

Durante a reposição podem ocorrer piora ou aparecimento de apneia do sono e retenção de sódio e água, o que geralmente apresenta significado clínico nos pacientes com descompensação cardíaca, hipertensão ou insuficiência renal.

Acne, oleosidade da pele, aumento de pelos corporais e *flushing* cutâneo são complicações benignas e reversíveis através da suspensão ou diminuição da dose de testosterona, e não trazem maiores preocupações. Reações cutâneas, como eritema e prurido, são comuns durante a utilização de adesivos, não necessariamente pelo hormônio, mas pelo meio veiculador; a cola e o material de que é feito o adesivo podem causar irritação ou alergia. Já as injeções intramusculares podem causar dor local, nódulos, eritemas e furúnculos.

∴

O homem pode se cuidar naturalmente, com uma alimentação saudável e atividade física leve de forma regular, quase cotidiana, podendo ir longe, sobretudo se administrar o estresse. Os suplementos nutricionais são de grande ajuda tanto para repor o que começa a nos faltar como para agir como antioxidantes.

O uso de determinados aminoácidos auxilia no aumento da massa muscular, principalmente quando associado à musculação, necessária para fortalecer as coxas e pernas, que começam a afinar após os 50 anos. Fortalecendo membros inferiores, evitamos as quedas que levam frequentemente a fraturas, sobretudo depois dos 70 anos. Com o tempo, reduz-se também a musculatura do peito e braços. Para nos contrapormos a esta tendência, são essenciais as práticas físicas regulares.

Uma caminhada diária, de forma ativa, por trinta minutos, auxilia no controle da pressão arterial, fortalece a musculatura cardíaca, melhora a performance física e energética.

O jovem precisa de aprovações, mostrar superações, deve inúmeras obediências e na maioria das vezes tem que seguir um padrão formal para ganhar a vida. A idade pode trazer a liberdade de não ter tantas obrigações nem precisar provar nada a ninguém.

Com o tempo, diminuem-se naturalmente a frequência e a forma de relacionar-se sexualmente. Quando o homem maduro se cobra muito ou sente-se cobrado em relação ao seu desempenho, o sexo (que a princípio seria fonte de liberdade) escraviza e vira uma tensão. Maratonas de posições e sexo aeróbico fazem parte das provações e das descobertas: o jovem tem a necessidade de mostrar tudo o que sabe fazer e ejacular várias vezes no mesmo encontro. Numa idade mais madura, esta dinâmica muda, apesar dos prazeres continuarem a ser movidos pelo mesmo objetivo: o orgasmo ao final.

Com o tempo, o sexo fica mais calmo e o orgasmo pode vir intenso, de forma mais demorada e tranquila, sem a afobação juvenil. Acertada a parceria, essa poderá ser a melhor fase da vida.

7

A MULHER, SEU CICLO E O TEMPO

*"Aproveite a liberdade de poder fazer,
dizer e ser como quiser."*

Menarca é o nome que se dá à primeira menstruação, que costuma ocorrer entre os 9 e 12 anos, e a partir dela a menina adquire o corpo de moça, tornando-se fértil durante aproximadamente os próximos quarenta anos. A idade fértil corresponde ao período entre a primeira e a última menstruação da mulher.

Uma forma de a mulher observar de perto o que ocorre ciclicamente com o corpo e as emoções que mensalmente experimenta é anotar em uma agenda, por pelo menos seis meses seguidos, detalhes que observa em si mesma. Em breves palavras ou até com sinais de código próprio, registre algo que possa ter acontecido ou mudado em relação ao seu bem-estar, disposição e concentração. Anote sobre o humor, a ansiedade, se houve choros, cólicas ou dores em algum local do corpo. Repare também quanto à paciência, tolerância, se houve rispidez de sua parte em algum momento ou se você sentiu que alguém tenha sido ríspido com você. Observe se ocorre maior libido na fase ovulatória, cerca de 14 dias após o primeiro dia de menstruação, e se há presença de secreção ovulatória.

Perceber o funcionamento do próprio corpo é essencial para o autoconhecimento, para a liberdade e a independência física. A partir da consciência das alterações físicas e emocionais que ocorrem, principalmente no período pré-menstrual, você pode tentar ter maior controle sobre elas e conviver melhor com as adversidades desse momento. A mulher que percebe as alterações do corpo durante a ovulação sabe qual é seu período fértil e pode mais facilmente planejar ou evitar uma gravidez de forma natural. Observe seu "filme" no calendário: algumas cenas se repetem?

Ciclo mensal da mulher

A principal característica da mulher em sua fase reprodutiva é o ciclo menstrual. Um ciclo regular de 28 dias divide-se em três fases: folicular, ovulatória e lútea.

A primeira fase do ciclo, a folicular, tem a duração aproximada de 13 a 14 dias e termina com a ovulação. Nela, a hipófise aumenta discretamente a secreção de hormônio folículo-estimulante (FSH), estimulando o crescimento dos folículos presentes nos ovários. Cada folículo contém um óvulo e apenas um deles continuará a crescer enquanto os demais vão degenerar.

A fase ovulatória começa com uma rápida elevação da concentração do hormônio luteinizante (LH), que, após 16 a 32 horas, promove a liberação do óvulo maduro, que, ao passar pelo interior da tuba uterina, pode ser fertilizado por um espermatozoide. Essa fase acontece entre o décimo e o 18º dia do ciclo.

Após a ovulação vem a fase lútea, em que os remanescentes dos folículos são transformados em corpo lúteo, que começa a produzir o hormônio progesterona, que junto do estrogênio preparam o revestimento do útero (o endométrio) para a chegada do óvulo, que pode ter sido fecundado na fase anterior. O óvulo fertilizado recebe o nome de embrião. Se não houver sua implantação no útero nas duas semanas seguintes à ovulação, vem a menstruação, que é a descamação da parede uterina que havia se preparado para receber o embrião, e um novo ciclo hormonal recomeça.

Período fértil. É a fase em que o óvulo sai do ovário e encontra-se pronto para ser fecundado, entre o décimo e o 18º dia do ciclo menstrual. A ovulação costuma acontecer no 14º dia.

Pouco antes da ovulação, o estrógeno atinge seu nível máximo: é quando a mulher torna-se mais vaidosa e com maior libido. Com este pico do hormônio, há um aumento na produção de serotonina, substância liberada pelo cérebro e responsável pela sensação de prazer e bem-estar. O período fértil está diretamente relacionado à fase de maior desejo sexual e maior sensualidade na mulher.

O período pré-menstrual. Os sintomas que ocorrem no período pré-menstrual são particulares a cada mulher, podendo ser quase imperceptíveis para algumas e um tormento para outras. A observação de que as mulheres, alguns dias antes da menstruação, têm o humor alterado e dores de cabeça remonta aos tempos de Hipócrates: na Grécia antiga já eram relatadas mudanças na forma corporal e no humor das mulheres poucos dias antes de menstruarem.

A tensão pré-menstrual (TPM) é caracterizada por alterações físicas e emocionais. Às vezes, vários sentimentos contraditórios podem ocorrer em um curto intervalo de tempo, provocando mudanças de comportamento que decorrem de mudanças químicas no cérebro. Nesta fase, os estrogênios diminuem, a progesterona se eleva e a serotonina, neurotransmissor que modula o humor, também se encontra diminuída.

Os níveis de estrogênio e de endorfinas aumentam nas três primeiras semanas do ciclo, que é potencializado pelo aumento da progesterona após a ovulação. Quando os estrógenos e a progesterona diminuem na quarta semana do ciclo, também diminui a produção das endorfinas, entre elas a da serotonina, o que origina sintomas como fadiga, irritabilidade, insônia, dores de cabeça e cólicas abdominais.

Concomitantemente, a mulher em TPM costuma fabricar mais adrenalina e cortisol, que alimentam o estresse físico e emocional. A adrenalina acelera os batimentos cardíacos e contrai os vasos sanguíneos. Já o cortisol aumenta a vontade de ingerir doces e colabora para a retenção hídrica, com aumento do volume do abdome, sobretudo abaixo do umbigo, e aumento do volume e da sensibilidade dolorosa das mamas, especialmente nas mulheres acima do peso. No fim do dia, os líquidos tendem a se acumular nas pernas e nos tornozelos. Os edemas geram mal-estar generalizado, além de literalmente aumentar a massa corporal, em um a dois quilos.

O edema ou inchaço da fase pré-menstrual compromete também a função cerebral, gerando a sensação de cabeça pesada, letargia e falta de concentração.

O período que a mulher reconhece como pré-menstrual pode variar de três a 15 dias antes da menstruação. Em fases de maiores conflitos existenciais, opressão na vida pessoal ou no trabalho, a TPM pode ficar exacerbada. Já com a idade e a diminuição dos hormônios sexuais, ela tende a diminuir de intensidade.

Em alguns casos, pode estar diretamente relacionada a distúrbios orgânicos que interferem no funcionamento dos ovários, distúrbios das glândulas suprarrenais ou alterações no funcionamento cerebral. Anote os dias de menstruação e relacione os sintomas que aparecem antes e desaparecem em seguida. Caso ocorra repetição dos sintomas descritos, está caracterizada a TPM.

Sinais e sintomas que surgem dias antes da menstruação e desaparecem assim que ela termina:

- aumento de peso
- inchaço nas pernas e seios
- aumento do volume do abdome
- cólica
- dores de cabeça
- dor lombar
- cansaço
- insônia
- irritabilidade
- melancolia
- agressividade
- choros
- acne
- desejo de doces

A tensão pré-menstrual atinge duas entre três mulheres e deve ser tratada e já não há por que passar por ela. Os tratamentos são diversos, dos naturais (com suplementos de vitaminas, minerais, aminoácidos, fitoterápicos e determinados chás) aos alopáticos. Certos transtornos pré-menstruais, quando mais severos, podem ser tratados com medicamentos que aumentam a concentração de serotonina, moduladores de humor e até antidepressivos. Fale com seu médico: o objetivo é melhorar a qualidade de vida, que, em algumas mulheres, fica bastante comprometida durante cerca de dez dias a cada mês.

Alimentação da mulher que tem anemia. Na semana da menstruação, sobretudo quando houver grande fluxo por mais de quatro dias, é indicada uma alimentação rica em ferro e zinco. O hematócrito, que corresponde à concentração de glóbulos vermelhos no sangue, pode estar diminuído ao final desse período. Com menos hemácias, a energia diminui, surgem cansaço aos esforços e quedas de cabelo.

Ferro e zinco são minerais encontrados em todas as proteínas animais, nos grãos e especialmente nos feijões de todos os tipos. Carnes e ovos, além de ricos nestes elementos, também são fontes de vitamina B12, essencial para a fabricação adequada das hemácias. Sua deficiência diminui a concentração, dificultando o aprendizado.

Para facilitar a absorção do ferro e do zinco estão indicadas as frutas cítricas, como laranja, limão, lima da pérsia, tangerina, poncã, abacaxi, acerola e kiwi, que são fontes de vitamina C e de ácido fólico, facilitadores da absorção destes minerais. Açaí é uma fruta rica em ferro e antioxidantes, e frequentemente indicada como alimento auxiliar no tratamento das anemias.

Para restaurar a energia, a mulher deve beber suco verde pela manhã, pois seus ingredientes são fontes vegetais de ferro e cálcio. A hortelã é refrescante e cria um meio impróprio para as giárdias e as amebas no intestino; o pepino, também refrescante, é diurético, fonte de selênio, que possui ação antioxidante, e está envolvido na proteção das artérias, dos olhos e dos cabelos; a maçã é descrita na medicina chinesa como fruta do equilíbrio e está sempre presente nas dietas de quem está se recuperando de alguma enfermidade; o limão fornece a vitamina C, que além de facilitar a absorção dos minerais, é um antioxidante; a linhaça dourada fornece os ômegas 3, 6 e 9, que juntos aliviam os sintomas tanto da TPM como da menopausa.

Gravidez e lactação. A gravidez é o estado de desenvolvimento de um embrião ou feto dentro do corpo feminino. Quando o espermatozoide encontra-se com o óvulo na trompa pode-se dar início ao milagre da vida: a criação de um novo ser. Este processo inicial leva cerca de 24 horas. Para que uma mulher engravide, é necessário primeiro que ocorra a fecundação, ou seja, o encontro bem-sucedido entre espermatozoide e óvulo e a união dos cromossomos, criando uma célula chamada zigoto. Apenas quando o zigoto, após divisões sucessivas, alcança o revestimento interno do útero (endométrio) é que ocorre a gravidez.

Implantado no útero, o zigoto passa a se chamar embrião. É o começo de uma etapa que dura em média 40 semanas e é marcada por muitas mudanças no corpo da gestante e no pequeno ser que se desenvolve dentro dela. A partir da oitava semana da gravidez, o embrião passa a ser chamado de feto. E, na sequência, a mulher dá à luz e dá o leite ao seu recém-nascido.

Mulheres que estão planejando engravidar devem fazer uso de suplemento de ácido fólico, para ajudar a prevenir defeitos de tubo neural no bebê. Ele é essencial para a formação dos glóbulos vermelhos do sangue e para a fabricação de proteínas, além de ser importante para a produção dos ácidos nucleicos (RNA e DNA) e para a divisão celular.

O ácido fólico é encontrado naturalmente em vegetais folhosos, brócolis, espinafre, ervilha, feijões de todos os tipos, grão-de-bico, lentilha. No entanto, a quantidade obtida por essas fontes não é considerada suficiente para quem deseja engravidar sob esta proteção.

Para assegurar uma boa proteção ao desenvolvimento do sistema nervoso do bebê, é usualmente indicada a suplementação alimentar de ácido fólico com comprimidos geralmente prescritos pelo médico até o terceiro mês de gravidez.

A alimentação saudável de uma grávida segue os mesmos princípios básicos da dieta de um adulto normal. Em termos calóricos, a gestante necessita acrescentar apenas mais 300 calorias por dia. Ao longo da gravidez, o ideal é que o aumento de peso não ultrapasse 12 quilos. O acompanhamento nutricional é bastante benéfico para evitar ganho excessivo do peso corporal e assegurar uma boa nutrição a ambos: mãe e feto.

A mulher depois dos 40 anos

Hoje, a mulher aos 40 anos é jovem: muitas têm filhos que ainda são bebês ou ainda estão amamentando, pois tiveram filhos mais tarde, em função do trabalho ou como fruto de um novo casamento; outras têm filhos adolescentes ou já são avós.

Nessa idade a mulher ainda tem cerca de dez anos de fertilidade pela frente, mas ela decresce, e elevam-se os riscos de abortos espontâneos e más-formações fetais. Nenhum método de contracepção é formalmente contraindicado nessa faixa de idade, porém é importante ter cautela ao usá-los, sobretudo em mulheres que fumam, estão acima do peso, apresentam maior concentração de gordura abdominal ou têm risco elevado de doenças cardiovasculares. O uso de pílula anticoncepcional após os 40 anos eleva o risco de doenças cardíacas, acidente vascular cerebral e trombose.

Os 40 anos trazem várias possibilidades de vida: muitas mulheres refazem seus caminhos afetivos, se separam e começam uma nova história, ou refazem a vida com o mesmo parceiro, modificando a relação. Outras abafam seus sentimentos e por várias razões mantêm um relacionamento que não dá alegria, e sem alegria envelhece-se rapidamente.

A sensação de juventude que ainda se tem nessa fase pode permanecer por várias décadas, dependendo de como a mulher se trata e de que maneira planeja sua vida. Pessoas pessimistas, amargas e sedentárias tendem a mostrar maiores sinais de envelhecimento na coluna vertebral.

O envelhecimento da pele depende da genética, dos hormônios, da exposição ao sol e da qualidade do ar, e é acelerado por hábitos tabagistas. Muito sol promove o surgimento de manchas, formação de sulcos e câncer de pele.

A atividade física regular é essencial para que a mulher de 40 anos mantenha um bom tônus muscular e retarde a gradual diminuição que naturalmente ocorrerá nas massas magra e óssea ao longo da vida.

O corpo, o esqueleto e os músculos têm memória: aquelas que praticaram exercícios físicos regulares desde a juventude têm uma melhor resposta ao ganho de massa e força muscular nesse período.

Climatério e menopausa. O climatério é a fase da vida em que ocorre a transição do período reprodutivo ou fértil para o não reprodutivo, devido à diminuição dos hormônios sexuais produzidos pelos ovários. Com a menor produção de estrogênio, diminuem-se também a dopamina e a serotonina no cérebro e as mulheres ficam mais sujeitas a quadros depressivos, dificuldade de memorização, irritabilidade, melancolia, crises de choro, alterações súbitas de humor.

Nesta fase, os ovários deixam de produzir estrogênio e progesterona, de forma gradativa, até pararem de vez de funcionar, o que faz cessar a capacidade reprodutiva feminina. A insuficiência ovariana ocorre por esgotamento dos folículos primordiais, que constituem o patrimônio genético de cada mulher. O folículo é a unidade funcional do ovário. A diminuição dos níveis hormonais ocorre com todas as mulheres e se inicia por volta dos 40 anos.

O termo menopausa vem do grego *mēn* (mês) e *paûsis* (interrupção, pausa) e faz clara referência à interrupção do ciclo menstrual e afirma-se que uma mulher está em tal momento quando apresenta ausência de ciclos menstruais há mais de um ano.

A menopausa fisiológica é aquela que ocorre naturalmente, como parte natural do processo de envelhecimento normal. Ela pode, entretanto, derivar de procedimentos cirúrgicos, tais como a remoção dos ovários.

Fogachos ocorrem em aproximadamente três a cada quatro mulheres na pós-menopausa. As razões não são completamente explicadas, mas sabemos que se associam à queda do estrogênio e são acompanhados de manifestações do sistema nervoso simpático e atividade vascular. A queda do hormônio também acarreta efeitos vasculares.

A partir do climatério ocorre ressecamento da pele, que passa a esfoliar com facilidade, especialmente nos cotovelos, braços, joelhos e pés. As unhas também ressecam, descamando e ficando quebradiças.

A flacidez começa a ocorrer devido à redução de cerca de 30% da fabricação do colágeno e à diminuição da sua qualidade nos primeiros cinco anos de menopausa, surgindo as rugas.

Em relação à distribuição de gordura corporal, a tendência é que ocorram diminuição no rosto e na região do pescoço, e aumento no tronco, cintura e braços.

A queda dos hormônios sexuais altera a textura do tecido de revestimento da vagina e enfraquece a musculatura que dá sustentação à uretra e ao períneo. Também ocorre a perda progressiva do colágeno que sustenta a musculatura, pele e mucosas dessas regiões e, em função destas alterações, muitas mulheres passam a ter incontinência urinária, cistites e infecções.

Técnicas fisioterapêuticas para fortalecimento da musculatura do períneo auxiliam bastante na manutenção da sustentação da vagina e do assoalho pélvico, onde estão o aparelho genital e o ânus. Tal fortalecimento, através de exercícios específicos que levem à consciência corporal, é eficaz para a prevenção das incontinências urinárias e fecais.

Com a menopausa, ocorre queda de grande parte dos pelos pubianos, que se tornam mais finos, os grandes lábios e a mucosa vaginal perdem elasticidade e flexibilidade e a região genital fica menos hidratada, menos túrgida, com menor volume. Nestas condições, pode ocorrer sangramento à penetração, pois o tecido de revestimento da vagina torna-se friável, descamando com facilidade. As relações sexuais podem trazer dores por estreitamento e ressecamento do canal vaginal, e ao machucarem-no abrem portas para a maior incidência de infecções ginecológicas e urinárias.

A partir dos 50 anos e, sobretudo, após a menopausa, as glândulas mamárias se hipotrofiam, e o espaço deixado entre elas começa a ser substituído por tecido gorduroso. Com a queda do estrogênio e da progesterona, as mamas ficam mais flácidas e o mamilo perde parcialmente sua capacidade de ereção.

A osteopenia, ou seja, a diminuição da densidade mineral dos ossos, é comum nas mulheres a partir dos 50 anos, principalmente nas que não tomam sol nem praticam atividade física. Com a diminuição da produção dos hormônios sexuais, ocorre diminuição tanto da massa óssea como da massa muscular, sendo a reposição hormonal a conduta terapêutica mais eficiente para a prevenção da osteoporose.

A atividade física, em especial a musculação, é recomendada a todas as mulheres como forma de prevenir a osteoporose, ter mais força nas pernas e no quadril, mais equilíbrio e menor possibilidade de quedas que possam gerar fraturas.

A perda óssea é mais observada nas vértebras e nas extremidades dos ossos longos. Mulheres de raça branca ou amarela, de baixa estatura, peso corpóreo baixo e com história familiar de osteoporose são mais suscetíveis. Dietas alimentares severas com muitos anos de restrição calórica e baixo peso causam osteoporose, condição que se torna cada vez mais comum em mulheres que foram modelos ou manequins e por muitos anos seguiram regime alimentar rígido.

Queixas mais comuns no climatério e na menopausa:

- Fogachos – calores e suor, sobretudo nas faces, testa, couro cabeludo; podem vir acompanhados de vermelhidão e suor também no tórax e nas costas.
- Sexuais e urogenitais – ressecamento vaginal, dor nas relações sexuais, diminuição do desejo sexual, infecções urinárias de repetição.
- Alterações do humor – instabilidade emocional, irritabilidade, crise de choros, desmotivação, insônia.
- Aumento da gordura nas mamas, no abdome e nos braços – com a queda dos estrogênios, ocorre maior depósito de gordura nestas regiões.

Alimentação depois da menopausa. Uma opção terapêutica para as mulheres que optam pela não reposição hormonal é a administração de fitoterápicos e de suplementos nutricionais.

A suplementação nutricional com aminoácidos, minerais, vitaminas, óleos essenciais e flavonoides auxilia a fornecer matéria-prima para repor a que falta. Com o tempo perdemos, entre outros, o zinco, que é fundamental para o sistema imunológico, a integridade da pele, a cicatrização, a renovação de tecidos, a força dos cabelos e o sentido gustativo. Com o tempo, absorvemos menos todos os demais minerais ingeridos com os alimentos, ou seja, vamos desmineralizando o nosso corpo.

A suplementação nutricional feita com cápsulas ou *shake* reforça a entrada de nutrientes como tentativa de dar ao corpo o que ele está naturalmente perdendo. No entanto, ela não assegura a absorção dos elementos ingeridos, apenas aumenta a sua oferta para que o corpo os absorva. As condições da flora e do funcionamento do aparelho digestivo são fundamentais para que um tratamento com base na alimentação e suplementação nutricional dê resultado.

O solo do planeta, em todas as regiões mais habitadas, encontra-se empobrecido, e, na maioria das vezes, envenenado: a qualidade dos alimentos depende da qualidade do local em que são plantados.

A cafeína e a teína presentes no café, mate, chá-preto, branco, vermelho, verde, banchá e chimarrão diminuem a absorção do cálcio e devem ser reduzidas após os 40 anos. Já o uso abusivo de álcool diminui a densidade do osso, tornando-o mais poroso e susceptível às fraturas.

O sedentarismo e a falta de banho de sol aceleram o processo de osteoporose, que pode ser causada ou agravada pelo uso de corticoides e por alguns grupos de diuréticos, pois estes aumentam a eliminação de cálcio do tecido ósseo.

Fitoterápicos que apresentam moléculas de forma semelhante à do estrogênio auxiliam na diminuição dos sintomas dos calores da menopausa e no aumento da densidade dos ossos. As isoflavonas de soja são os fitormônios mais estudados e indicados no climatério e na menopausa, pelo seu efeito semelhante ao do hormônio. O uso de gel lubrificante é indicado para as relações sexuais quando a penetração desencadeia dor e esfoliação devido à secura vaginal.

Reposição hormonal. É a mais eficiente forma de tratar os sintomas da menopausa, mas não é indicada para todas as mulheres e sua prescrição envolve risco relativo, que deve ser abordado na conversa franca entre o médico e a paciente. Ambos têm que estar de acordo com a opção feita em relação aos riscos e benefícios. Ao repor os hormônios deficientes, cessam os sintomas desagradáveis relacionados à menopausa.

A terapia de reposição melhora a massa muscular, o tônus muscular da vagina, a lubrificação, a libido, o humor e o viço, sendo que a sua atuação imediata é no desejo sexual. Além de aumentar a libido e a intensidade dos orgasmos, sinergicamente, a testosterona age juntamente com o estrogênio fortalecendo a massa muscular e a densidade da massa óssea. Pode ser administrada sob a forma de gel, mas seu uso é controlado e controverso: vários estudos estão em andamento para verificar seus efeitos adversos, como no aparelho cardiovascular, aumentando varizes, além do risco de trombose e infarte. Atualmente, só é recomendada durante sete anos de uso contínuo, e novos estudos já estão avaliando benefícios e riscos para a prescrição por tempo indeterminado.

Aos 60 anos, muitas mulheres são provedoras da família e precisam continuar trabalhando para manter a renda mensal. Várias parecem ser mais jovens que a sua idade biológica, justamente por serem mais ativas e se relacionarem mais com o mundo à sua volta.

Com os avanços na área de informática, as que hoje têm mais de 60 anos e se recusaram a aprender a lidar com os computadores, os novos softwares, a internet e as redes de comunicação ficaram para trás, ficando em defasagem no mercado de trabalho e com a comunicação cotidiana à sua volta. Por outro lado, aquelas que continuaram a acompanhar as mudanças mantiveram-se engajadas em seus trabalhos e hoje podem ter grande valor de mercado por conciliarem a experiência com a eficiência. Em comum, todas querem manter a qualidade de vida, e isto pode acontecer.

Muitas mulheres driblam a menopausa e, mesmo sem fazer terapia de reposição hormonal ou uso de fitormônios, mantêm-se ativas sexualmente até a idade que quiserem. Lubrificantes vaginais são indicados para facilitar a relação, e exercícios que trabalham a força da musculatura do períneo, como contrair e relaxar o ânus e a uretra por alguns segundos, quando orientados por fisioterapeuta, melhoram o tônus do assoalho pélvico.

Manter um peso saudável e não deixar aumentar o volume do abdome é fundamental para uma vida sexual mais plena. O sol é elemento vital para nos dar energia e auxiliar a fabricação de vitamina D, que protege a pele e a mucosa da vagina, e também o aparelho urinário e a vulva contra infecções.

A diminuição da massa muscular e óssea é progressiva, mas pode ser amenizada com atividade física e suplementos nutricionais. A osteoporose atinge uma em cada três mulheres e a partir da menopausa a massa óssea é reduzida de 1% a 4% a cada ano.

Entre os 25 e 65 anos, há diminuição substancial da massa magra corporal em cerca de 10 a 16% devido às perdas na massa óssea, no músculo esquelético e na água corporal total, que acontecem naturalmente com o envelhecimento. A perda da massa muscular e, consequentemente, da força, é a principal responsável pela deterioração na mobilidade e na capacidade funcional do indivíduo que envelhece.

Exercícios que trabalhem força, flexibilidade e equilíbrio trazem movimentos mais ágeis e previnem quedas e fraturas ósseas. Já os que trabalhem a musculatura do períneo melhoram a qualidade da relação sexual e evitam a incontinência urinária.

8

O DESGASTE DO CORPO

*"Com diferentes idades chega-se à velhice,
uns mais cedo, outros mais tarde."*

Senescência é o termo que define a diminuição progressiva das funções do organismo: as células que entram nessa fase perdem a capacidade de se dividir e regenerar tecidos após um determinado número de divisões. Decorrente de um lento acúmulo de alterações degenerativas em que há perda muscular e esquelética associada ao envelhecimento, é um processo natural e progressivo, sobretudo após os 70 anos, mas podemos amenizá-lo com exercícios físicos e alimentação adequada.

Sarcopenia. É um dos termos utilizados para definir a síndrome da fragilidade que ocorre nos idosos. A sarcopenia pode ser considerada como a alteração músculo-esquelética caracterizada pela diminuição de massa muscular associada à idade, reduzindo a força muscular nos idosos, afetando diretamente a funcionalidade e qualidade de vida deles.

Ocorre também uma subtração do número de neurônios motores, o que parece reger um dos papéis principais para a diminuição da massa e da força muscular. Ao mesmo tempo, diminui a síntese de proteínas nas fibras musculares.

Os efeitos da sarcopenia podem ser a redução da autonomia psíquica e a alteração do sistema imunológico. As causas são múltiplas, como o sedentarismo, a diminuição de atividade física, os fatores neurológicos, o deficit nutricional, os fatores hormonais, estados inflamatórios crônicos, as doenças degenerativas e alguns tipos de câncer.

A inatividade é um dos fatores que mais favorece a diminuição da força e da massa muscular. Estudos mostram que homens e mulheres entre 70 a 80 anos têm desempenho 20% a 40% menor em testes de força que os jovens, e 50% menor depois dos 80 anos. A redução da massa muscular aumenta o risco de doenças crônicas como diabetes e osteoporose.

A sarcopenia tem impacto significativo na saúde pública pelas suas consequências funcionais: aumento de risco de queda com fratura, internação, cirurgia e perda da independência física.

Diversos autores demonstraram que a prevalência de incapacidade física e dependência funcional em idosos está intimamente associada à redução da massa muscular, que é inerente ao processo de envelhecimento até mesmo em indivíduos saudáveis. Esta redução parece decorrer da interação complexa de distúrbios da inervação, diminuição de hormônios, aumento de mediadores inflamatórios e alterações da ingestão proteico-calórica nesta fase. A perda de massa e força reduz a mobilidade e aumenta a incapacidade funcional e a consequente dependência e, quando associada à fragilidade, gera custos econômicos e sociais.

Com o envelhecimento populacional, cresce o número de idosos que demandam maiores cuidados e não conseguem gerenciar a sua vida cotidiana. Dependem, por exemplo, de alguém para ter as refeições na hora, ir ao banheiro, tomar banho, se vestir, ir a um banco, pagar as contas e manter limpo o ambiente em que vivem. Estudos revelam que cerca de 40% dos indivíduos maiores de 65 anos precisam de algum tipo de ajuda para realizar pelo menos uma tarefa do dia a dia.

As fraturas de fêmur que ocorrem devido a quedas geralmente se devem tanto à redução da massa óssea quanto da massa muscular. A instabilidade articular, gerada pelo enfraquecimento da massa muscular em torno da articulação, acarreta desestabilização, menor equilíbrio e menos firmeza nos pés. Uma queda sobre um osso com pequena densidade mineral traz grande probabilidade de fratura.

O tratamento preventivo e curativo da sarcopenia se faz através de uma nutrição adequada, com maior ingestão de alimentos ricos em proteínas (peixes, aves, carne magra, ovos, leguminosas, cogumelos, castanhas e sementes) e programa de atividade física. A suplementação com cápsulas de aminoácidos, vitaminas do complexo B, vitamina D, vitamina E, cálcio e zinco tem como objetivo retardar a diminuição da massa magra e é indicada para dar ao corpo a matéria-prima que ele vai perdendo. Aminoácidos, vitaminas e minerais, em doses individualizadas, de acordo com a necessidade de cada um, oferecem ao corpo elementos construtores da sua matéria orgânica. Não sabemos o quanto será assimilado, mas o que for absorvido servirá para a formação de músculos, colágeno e ossos. Com a suplementação nutricional associada à musculação, é esperado um aumento da massa muscular.

Osteoporose. Com a idade e a queda dos hormônios sexuais, advém a perda da massa óssea. A diminuição da densidade óssea (osteopenia) e a osteoporose fazem parte da vida dos longevos, mas podemos intervir e retardar este processo com hábitos saudáveis de vida.

A prevalência da osteoporose se tornou um grande problema para a família e para a saúde pública. É importante o diagnóstico precoce e o início imediato da terapêutica adequada, associada à atividade física regular e à alimentação balanceada, rica em aminoácidos, cálcio e zinco, que ajudam a retardar o problema. Sedentarismo e dieta pobre em cálcio aceleram e agravam o processo de desmineralização óssea.

> Uma dieta rica em frutas, vegetais, grãos, peixes, iogurte e tofu ajuda a preservar a massa óssea e prevenir a osteoporose.

Os laticínios são ricos em cálcio e, entre eles, o mais recomendado é o iogurte com baixo teor de gorduras ou desnatado, que contém em média 300 a 400 mg de cálcio.

Os lactobacilos do iogurte ou coalhada ajudam na digestão do leite e na prevenção de câncer nos intestinos. Já os queijos são excelentes fontes de cálcio, mas não devem ser ricos em sódio (sal), pois isso aumenta a excreção urinária do elemento.

Entre os peixes, a sardinha é especialmente indicada por concentrar maior quantidade de cálcio e ser ainda rica em vitamina D e ômega 3.

Folhas verdes escuras são ricas em cálcio, mas nem sempre este é bem absorvido no intestino delgado, sendo que o limão, que pode ser usado com o tempero, facilita sua absorção. Brócolis, couve e quiabo são fontes de boa biodisponibilidade, isto é, facilmente absorvidos pelo organismo.

Feijões de todos os tipos, sementes (girassol, linhaça, abóbora, gergelim), frutas oleaginosas (castanhas, nozes, amêndoas), flavonoides, vitamina E e selênio, além de serem fontes de cálcio, são antioxidantes que protegem o sistema vascular e ósseo.

As frutas, por serem ricas em vitaminas C e A, devem ser consumidas diariamente. A vitamina C é essencial para a formação e manutenção do colágeno em nosso corpo.

Para evitar osteoporose:
- Não faça dieta de proteínas por longos períodos: muito usadas para emagrecer, são pobres e às vezes destituídas de frutas, legumes e cereais. Excesso de açúcar e de farinha de trigo refinada (massas, pães, bolos, bolachas também aumenta o processo de reabsorção óssea.
- Diminua o uso do sal para reduzir a perda da massa óssea. Cada 2.300 mg de sódio eliminado pelos rins arrasta 50 mg de cálcio para fora de nosso corpo.
- Faça exercícios físicos.

A reposição hormonal para homens e mulheres aumenta a densidade óssea e o volume da massa muscular, mas não é indicada para todos por não ser isenta de riscos. Quanto mais sal ingerimos, mais cálcio eliminamos de nossas reservas, e, além disso, a cafeína e a teína (cafeína dos chás) diminuem a absorção do cálcio.

Os exercícios físicos nos deixam mais ativos em nossas funções mentais, têm efeito antidepressivo e devem ser prescritos como remédio para memória, ansiedade e depressão. Melhoram a cognição nos sedentários logo que começam a praticá-los de forma regular e há indícios de que promovem o surgimento de novas células no cérebro, por um processo chamado neurogênese; eles estimulam terminações e conexões nervosas, elevando a produção de neurotransmissores, de endorfina e o aporte de sangue no cérebro.

Exercícios aeróbicos, cotidianos, modificam a neuroquímica do cérebro, diminuindo a resposta ao estresse. A atividade física é uma terapia coadjuvante muito importante para ansiedade, agressividade, demências senis e todas as depressões, pois estimula a liberação da serotonina, que nos dá a sensação de satisfação, prazer e relaxamento.

Já as atividades com movimentos que exigem coordenação, como a hidroginástica, que inclui objetos que aumentam a resistência na água (como pesinhos de borracha e "macarrão" de isopor), associada a uma música de fundo, trabalham ainda mais a coordenação motora e desafiam mais áreas do cérebro. Como resposta bioquímica, ao final da aula, o aluno costuma perceber que está mais relaxado e ativo.

O maior objetivo da atividade física no idoso é a prevenção das quedas, a manutenção do equilíbrio e da coordenação motora, que são bem trabalhadas na piscina. Pouco adianta fazer só a musculação, pois o equilíbrio e a coordenação nos movimentos é que evitam as quedas e fraturas. Para a massa óssea, porém, é melhor a musculação.

Nas artroses de quadril e joelhos, a instabilidade agrava mais a degeneração: artrose gera mais artrose. O melhor exercício nesses casos é a musculação, pois ao melhorar a força dos músculos, diminui-se a sobrecarga nas cartilagens e articulação.

A plataforma vibratória estimula os osteócitos, ou seja, ajuda a formar tecido ósseo e tende a hipertrofiar ou manter as fibras musculares que normalmente estariam diminuindo na sarcopenia, sendo indicada sobretudo para quem não consegue praticar outras atividades físicas.

Médico, nutricionista, educador físico e fisioterapeuta poderão somar seus conhecimentos e técnicas para o melhor tratamento interdisciplinar e global do paciente idoso, cujo objetivo final é melhorar a performance funcional e prevenir as incapacidades motoras.

A velhice não tem idade certa para chegar: depende da genética, que não podemos mudar, mas depende também dos nossos hábitos, dos quais podemos e devemos cuidar.

9

A SAÚDE DIGESTIVA

*"Ter uma alimentação saudável
é o maior protetor antienvelhecimento."*

O tubo digestivo vai da boca ao ânus, passando pela faringe, esôfago, estômago, intestino delgado e intestino grosso. A saúde deste, por onde passam os alimentos e ocorre a absorção dos nutrientes e a formação das fezes, é essencial para o funcionamento do organismo. Se tivermos uma má flora intestinal, não iremos absorver os nutrientes dos alimentos.

Para retardarmos as inflamações que lentamente irão ocorrer em nossos tecidos, podemos desenvolver hábitos que nos protegem das doenças degenerativas comuns na velhice. Comer corretamente é como usar cinto de segurança: não dá garantia, mas protege.

As imperceptíveis inflamações que vão ocorrendo nas artérias, nas articulações, nos músculos e em todos os órgãos fazem parte do processo natural da vida. Plantas e animais brotam, têm seu apogeu de juventude, amadurecem, diminuem de tamanho, reduzem a água de suas células, morrem e tornam-se inanimados, minerais, interagindo com a terra.

Mastigar devagar, em vez de engolir grandes pedaços, é essencial para que nossas enzimas e ácidos digestivos atuem e quebrem o alimento em partículas menores, mais fáceis de ser digeridas, aproveitadas e de terem seus resíduos eliminados em até 24 horas.

A enzima presente na saliva, chamada ptialina, inicia na boca a digestão dos carboidratos. O estresse emocional e a ansiedade cursam com frequência com o hábito de comer rapidamente. Quem come depressa não se sacia com pequenas porções, apresenta maior dificuldade em digerir os alimentos e geralmente sai da mesa com o estômago dilatado, estufado. Pela sobrecarga digestiva surge a preguiça depois da refeição, ou seja: emoção mal resolvida com comida mal digerida prejudica a qualidade de nosso corpo, de nossa vida.

Uma flora desequilibrada no trato gastrintestinal geralmente traz repercussão em outros órgãos e acarreta alteração no funcionamento intestinal, maiores formações de gases e diarreias, que muitas vezes se alternam com prisão de ventre.

Estudos em ratos mostraram que a alimentação muito rica em carne de porco diminui a população de lactobacilos, que é uma bactéria benéfica, e aumenta a população de *Escherichia coli*, que, em excesso, gera infecções. Já as proteínas vegetais, vindas das leguminosas, aumentam a população de lactobacilos e diminuem a de *Escherichia coli*, colaborando para uma boa flora intestinal.

Bebidas alcoólicas ingeridas regularmente, mesmo que em doses moderadas, com o passar do tempo inflamam a mucosa do esôfago, estômago e intestino delgado.

A carência de fibras na alimentação, vindas das hortaliças, frutas, cereais e leguminosas, diminui o peristaltismo, ou seja, reduz o movimento de contração que faz com que o bolo alimentar caminhe em direção ao reto para ser eliminado como fezes.

Para semear uma boa saúde, temos que cuidar do funcionamento regular dos intestinos: a evacuação deve ser diária, de uma a três vezes ao dia, com a eliminação de fezes nem moles nem ressecadas, mas com forma firme, moldada.

As fibras das hortaliças, frutas, cereais integrais, arroz integral, quinoa, trigo integral, pão integral e aveia auxiliam a regularidade intestinal.

À medida que envelhecemos, a capacidade de digerir bem os alimentos diminui. Um adolescente ou um adulto jovem, se jantarem em uma churrascaria depois das oito horas da noite, provavelmente não se sentirão pesados para dormir nem se queixarão de qualquer desconforto digestivo. Já o adulto de mais idade, após jantar maiores quantidades de carne, certamente sentirá um peso maior no estômago e espontaneamente buscará dormir com um travesseiro mais alto. Após excessos alimentares no jantar, aqueles que roncam ou apresentam apneia noturna os terão exacerbados.

Um grande número de maiores de 50 anos apresenta deficiência digestiva, enquanto que 75% das pessoas com mais de 60 anos apresentam deficiência digestiva, crescimento bacteriano no intestino delgado e má digestão. Com isto, a integridade da mucosa do tecido que reveste o intestino delgado é comprometida e sua função de absorver folatos, vitaminas, ferro e cálcio é prejudicada.

Probióticos. Significam "a favor da vida" e são microrganismos vivos que, ao ser consumidos em quantidades suficientes, produzem efeitos benéficos para a saúde e o bem-estar. Dentre os mais estudados estão os lactobacilos e as bifidobactérias, presentes nos iogurtes e leites fermentados.

Disbiose é o nome que se dá ao desequilíbrio da flora de qualquer local do corpo, como pele, vagina, pênis ou entre os dedos. Alimentação excessiva em carnes, gorduras e leite gera disbiose intestinal, ou seja, o predomínio de uma má população bacteriana nos intestinos.

A população de bactérias nos intestinos, quando "boa", nos protege de várias inflamações e de câncer, mas quando "má", ou seja, geradora de doenças, nos ameaça a saúde e a vida.

A ação dos probióticos se dá por competição entre as bactérias "boas" e as "más" que habitam nos intestinos. A ingestão de lactobacilos e bifidobactérias semeia uma flora intestinal saudável e benéfica, regularizando o funcionamento intestinal.

Grandes volumes de abdome devido ao excesso de comida cursam com o predomínio de uma má população de bactérias intestinais, que deixam o organismo mais vulnerável às colites e ao câncer.

A flora bacteriana intestinal pode se desequilibrar, acarretando a predominância na população de bactérias nocivas, devido à utilização de laxantes, antibióticos, corticoides, medicamentos imunossupressores e quimioterapia.

O consumo diário abusivo de açúcar, leite e farinha de trigo também promove desequilíbrio na população de bactérias e de fungos que habitam o tubo digestivo, que mede cerca de 6 a 8 metros de comprimento.

Uma alimentação pobre em verduras, legumes, leguminosas e cereais integrais favorece um desequilíbrio da flora intestinal, pois estes alimentos servem de nutrientes para a fermentação das bactérias saudáveis.

As bactérias intestinais promovem a síntese de vitaminas com complexo B como a vitamina B1, B2, B3, B5, B6, B12, ácido fólico, biotina e vitamina K.

No aparelho digestivo, a população bacteriana probiótica (que age a favor da vida saudável) regula a digestão e os movimentos intestinais. Já as bactérias nocivas produzem toxinas e substâncias promotoras tumorais que predispõem ao câncer – como as nitrosaminas – destroem vitaminas, inativam enzimas digestivas e a mucosa intestinal. O desequilíbrio da flora do aparelho digestivo, com predomínio de bactérias e fungos patogênicos, enfraquece todas as funções do corpo. O desequilíbrio se inicia com a queda das defesas orgânicas, ou seja, o enfraquecimento de nosso sistema imunológico. Probióticos também são encontrados em cápsulas, que devem ser prescritas por médico ou nutricionista.

Prebióticos. É o termo utilizado para determinados componentes de alimentos vegetais que não são digeridos em nosso aparelho digestivo por serem resistentes à ação das enzimas. Trata-se de carboidratos ou fibras que, solúveis em água encontrada em certos alimentos, são capazes de alterar a flora bacteriana do cólon a favor de uma composição saudável.

O fruto-oligossacarídeo também conhecido como FOS é caracterizado como prebiótico devido às suas funções: aumenta o número de bactérias benéficas, diminui a produção de bactérias patogênicas e o tempo de trânsito grastrointestinal, eleva o peso fecal, melhora a tolerância à glicose, reduz os níveis plasmáticos de triglicerídeos e de colesterol e possui efeito anticarcinogênico.

Os prebióticos auxiliam a ter uma boa flora intestinal no cólon. Estimulam o crescimento das bifidobactérias, que são bactérias "boas" que inibem o crescimento de bactérias putrefativas e intoxicantes. Ajudam no funcionamento regular dos intestinos, auxiliam na formação de fezes com consistência normal e diminuem a absorção de açúcar e colesterol.

Os fruto-oligossacarídeos presentes em alimentos como cebola, alho, tomate, banana, cevada, trigo e mel; a pectina presente na entrecasca dos frutos cítricos como maracujá e maçã; as ligninas presentes nas cascas de frutas oleaginosas e na soja, e a inulina, encontrada na raiz da chicória, alho, cebola, aspargos e alcachofra, são prebióticos.

Ajustando o relógio do corpo

1

FONTES DE VIDA

*"O corpo emana a energia da idade
biológica que tem."*

No lar do novo homem e da nova mulher, ambos trabalhadores incansáveis, no ritmo que o mercado lhes impõe, a fadiga, a diminuição da libido e o estresse são fatores constantes, acompanhados ou não de insônia.

A hora da cama, que antes era o coroamento de um dia em que se acordava cedo e se encerravam cedo os afazeres, pode ser uma hora de cobrança a mais, de solicitação extra, que pode acelerar a cascata do envelhecimento.

É preciso que os super-homens e supermulheres atuais redescubram o prazer, sem obrigação, o tempo para o ócio, que é fundamental para a criação e essencial para a escrita interior. Em meio a tantas demandas, podemos nos perder de nossa essência. Para que isso não ocorra, precisamos redescobrir a fonte de nossas vidas, a água vital que não permite que sequemos.

Fontes de energia

O bom humor deve reger nossas ações cotidianas: é importante termos a consciência de que o tempo passa, que podemos aproveitá-lo mais e que, por vezes, devemos buscar na fonte a energia revitalizadora que nos falta.

Estar próximo de pessoas mais jovens nos remoça, mexe com a nossa forma de pensar, falar e se expressar. Quem tem netos recebe a bela oportunidade de semear grande cumplicidade e trocas nessa relação afetiva.

Curso de línguas estrangeiras ou algum tipo de oficina de arte é uma forma de aproximar-se, ao menos por algumas horas, de pessoas de outras gerações. Envelhecemos sedimentando uma série de ideias sobre o que é correto e adequado, alimentando preconceitos. Em nossa época, em espaços de tempo cada vez mais curtos, paradigmas são quebrados em relação a vestimentas, formas de falar, tecnologias, e a pior sensação que a pessoa idosa pode ter é a de que não acompanha o que ocorre à sua volta, que não se renova.

É próprio dos mais velhos contestar o pensamento dos jovens e é produtivo fazê-lo, desde que se argumente, dialogue, se posicione. Mas é igualmente essencial ouvir, pois o idoso que ouve, agrega, incorpora, e não é velho, é apenas cronologicamente mais maduro.

O velho é o fechado, o impermeável ao novo. Se uma pessoa da mesma idade que o homem considerado velho está aberta à vida e à diversidade, se ela percebe que nada é estático, se está sempre disposta a rever suas posições, ela não é velha. Seu corpo envelheceu, mas seus horizontes não se estreitaram.

Na idade madura, tendemos a exacerbar nossas expressões espontâneas. As amarras do que é convencional diminuem, por isso muitos idosos costumam falar mais prontamente o que pensam, com menos censura e mais propriedade. Os depressivos tendem a se deprimir mais, os fantasiosos a carimbar mais cedo o passaporte para a demência senil. O medo ou a insegurança, que se exacerbam tão logo começam a diminuir os hormônios sexuais, podem se tornar imobilizadores em certas pessoas, que passam a recusar-se a viajar ou sair de suas rotinas.

O indivíduo que é bem-humorado desde a infância tem grandes chances de continuar a ver a vida com bom humor, respondendo melhor aos baques que a vida inevitavelmente traz.

Viver muito significa, também, vivenciar várias perdas e ver muitos amigos e parentes morrerem. Obviamente o bem-humorado também sofrerá revezes, doenças, perdas de amigos, amores, parentes e terá seus males e dores. Mas quem nasce com o espírito de ver a vida como uma dádiva não se deixa abater por muito tempo, e depois de chorar volta a procurar a vida, a luz. Hoje é certo que os otimistas se recuperam melhor de uma cirurgia ou de uma internação hospitalar pois, em pleno temporal, o bem-humorado busca sempre ver o sol.

O envelhecimento pode ser vivido de várias formas e depende em grande parte do temperamento de cada um.

Fontes da anima

A palavra anima é originária do latim. Tanto *animus* como *anima* podem ser traduzidos, em espanhol e italiano, como "alma" ou "mente", dependendo do contexto. A palavra latina *animus* é cognata em grego de *anemos,* que guarda a ideia de vento ou respiração.

A anima é que dá o movimento ao corpo: é nossa essência, nosso sopro vital e sem anima tornamo-nos inanimados. É o que ocorre quando alguém acaba de morrer e, impotentes, vemos que ali estão todas as estruturas orgânicas para que tudo funcione, mas a vida não pulsa mais.

Há diversas formas de ajudarmo-nos a preservar nosso sopro vital.

Banho de fonte. As águas cristalinas de fonte são as que mais nos purificam, segundo as terapias energéticas. São frias, clareiam a nossa mente, retraem a pele, abrem os brônquios. Respiramos melhor depois de um banho em cachoeira pois geralmente, sem perceber, assoamos o nariz e livramo-nos de secreções que estavam estagnadas. Os olhos parecem ficar mais abertos, e isto se deve à limpeza das vias respiratórias e à clareza maior de raciocínio que um banho de água fria pode nos proporcionar: ele nos faz acordar para a vida.

Banho de mar. A areia, suas pedrinhas, a água e o sal: combinação perfeita de elementos que nos aliviam das más energias e nos nutrem de vida. Desintoxicação é uma expressão que retrata a sensação que observamos quando comparamos o momento em que chegamos à praia com o momento logo depois do banho do mar: na saída, o corpo está revitalizado, principalmente em dias de sol, e boa parte dos conflitos se dissiparam, os ombros ficaram mais leves. Praia e sol ativam a energia yang, relacionada na medicina chinesa com o elemento fogo e com a energia sexual.

O ato de tirar o calçado e caminhar em direção à água já dá início a essa desintoxicação, pois andar descalço drena as tensões para a areia, que massageia a planta dos pés.

Talassoterapia. É uma palavra que vem do grego (*talasso* significa "mar e terapia, cura") e indica um tratamento com banhos e massagem feita em água do mar. No ambiente marinho ocorre uma drenagem linfática espontânea, pois a água em volta pressiona o corpo. Ao sair do mar ou de uma piscina que reproduza o ambiente marinho, o corpo está sutilmente mais fino, ocupando um volume menor. Existem clínicas e spas em hotéis que oferecem talassoterapia como auxiliar em programas de desintoxicação, emagrecimento e antiestresse. Quando associado a massagens, auxilia na redução das medidas e melhora a aparência nas áreas de celulites.

Ducha de água. Uma chuveirada ajuda a energizar e a relaxar tensões, por isso devemos começar o dia com um banho, cuja temperatura inicial deve ser morna, pois assim, ao mesmo tempo em que lava nossos suores e secreções produzidos à noite, nos afaga. Deve gradualmente esfriar, pois a água fria, ao final, ativa a nossa circulação e a velocidade do raciocínio.

Em manhãs frias, entrar direto na água de baixa temperatura agride o nosso corpo e, nesta situação, geralmente ficamos na ponta dos pés, a pele arrepia, mamilos e genitais se retraem, e o banho se faz rápido. Este banho gelado é bom para quem tem bronquite asmática, pois a baixa temperatura da água em relação ao corpo dilata os brônquios e facilita a entrada e saída do ar nos pulmões, e ao final a sensação é de estar respirando mais livremente.

Ao chegar do trabalho, no fim do dia, o banho é fundamental para lavar novamente o corpo e nos deixar com a sensação de maior leveza, para aproveitarmos a casa e a cama. Tirar a roupa que se vestiu para ir trabalhar, andar de táxi ou de ônibus, sentar em salas de espera ou restaurantes é uma forma de renovar as energias.

Com o tempo, se deixarmos por conta de nossa vontade, vamos tomando menos banho: é comum o idoso se justificar dizendo que não se sujou durante o dia, pois nem saiu. Mas, mesmo sem molhar a roupa, transpiramos, o que vem sempre acompanhado de odores. Devemos nos lembrar de que os banhos não são só para nos lavar, mas também para proporcionar bem-estar, e que, após um banho relaxante antes de ir para cama, crianças e adultos de qualquer idade tendem a descansar e dormir melhor. Nas demências senis e Alzheimer, o idoso reluta com o banho. Para não ter um impasse, evite perguntar se ele quer tomá-lo, pois a resposta tenderá a ser negativa. Para estimulá-lo nestas situações, organize o banheiro para que seja um espaço agradável, abra a porta do armário e fale sobre alguma roupa que você acha interessante vestir, elogie a roupa, separe-a e então chame o idoso para, antes de se vestir, tomar banho. Coloque a palavra felicidade ou alegria em todos os momentos do seu relacionamento com um idoso portador da doença de Alzheimer ou de outras demências e chame pela criança que habita dentro de cada um de nós. Frente a essas doenças, devemos procurar iluminar o lado lúdico da vida.

Banho de sol. O Sol, nosso astro rei, nos ilumina e é essencial à nossa vida. A medicina chinesa diz que tomar sol na região dos rins, ativa a nossa energia vital.

Sol nas costas aquece os pulmões e é indicado sempre que houver gripes de repetição, e também para diminuição dos sentimentos de melancolia, tristeza, insegurança e medo. Na região do púbis e genital, ativa a energia sexual. O sol estimula a fabricação de vitamina D, importante para a manutenção de ossos fortes e fabricação de serotonina.

Banho de sol é banho de vida e faz bem à aparência e à energia. Há mais de dez anos, seguindo orientação dos dermatologistas, deixamos de tomar sol. Com certeza seu excesso mancha a pele, a envelhece e nos deixa mais vulneráveis a câncer de pele. Mas o fato é que, sem ele e cheios de protetores solares no corpo, a nossa vitamina D no sangue despencou, e com essa queda veio o enfraquecimento dos ossos.

....
Para tomar banho de sol sem prejuízos,
use protetor solar no rosto e pescoço e exponha
o restante do corpo ao sol por cerca de 15 minutos,
3 vezes por semana. Com isso teremos
mais viço, ossos fortes e alegria.
....

O sol é fogo, elemento que aquece, espalha e contagia. Água e fogo, por sua vez, nos nutrem e dão movimento à energia. Dentro do corpo guarda-se a vida, e a fonte da nossa emanação está em nossa cabeça. Em alguma estrutura anatômica ou energética, guardamos o instinto da sobrevivência e comandamos o pulsar da vida até o último minuto, e ela vai direto para o coração, daí se espalhando a cada célula que vai emanar o seu viço. O brilho da vida, da luz que trazemos, da força que temos, do som de nossa fala e de nossa colocação no espaço parte da nossa cabeça.

A idade está na cabeça e é importante preservá-la, estimulá-la, ajudá-la para que ela ajude o nosso corpo, bem cuidado, em sua jornada de adaptação, na vida longa que ainda pode se abrir à nossa frente.

2

ALIMENTOS PRECIOSOS
E A DIETA IDEAL PARA A SUA IDADE

*"Frutas da estação: se a natureza
está nos dando, é para comê-las."*

Vou chamar de alimentos preciosos aqueles ricos em antioxidantes, que retardam o envelhecimento, facilitam as regenerações celulares e revitalizam os tecidos do corpo.

Pesquisas recentes mostram evidências sobre determinados alimentos que são fontes de fitoquímicos, possuem ação antioxidante ou estimulam funções benéficas à saúde.

Fitoquímico é o termo dado às substâncias químicas existentes em plantas que exercem função protetora ou metabólica em nosso organismo. Presentes na alimentação dos espanhóis, franceses, italianos e gregos, que vivem próximo ao mar Mediterrâneo, potencializam o sistema antioxidante e protegem a saúde, e entre eles estão os polifenóis encontrados no azeite de oliva, nos chás e no vinho tinto.

Os polifenóis são substâncias encontradas em plantas como as catequinas, os taninos e a cafeína dos chás e cafés, as isoflavonas da soja, a teobromina do cacau e o resveratrol da uva e do vinho tinto. Regulam a pressão sanguínea e têm ação protetora no tecido de revestimento dos vasos sanguíneos. Os polifenóis dos alimentos consumidos regularmente pelos habitantes do mar Mediterrâneo são provavelmente os maiores responsáveis por sua saúde e longevidade.

A alta concentração de polifenóis em uma dieta é associada à maior proteção contra a arterosclerose. Também protegem contra o câncer, por inibir a angiogênese, que vem a ser o crescimento de vasos sanguíneos, que têm por função levar nutrientes e energia ao tumor em desenvolvimento.

Flavonoides são compostos fabricados pelas plantas. Mais de 6 mil deles foram identificados em frutas, hortaliças, na uva, no cacau e nos chás. Uma dieta rica em flavonoides favorece a longevidade.

Antioxidantes, como já vimos, são substâncias capazes de neutralizar a ação dos radicais livres, que são moléculas quimicamente instáveis e agressivas de oxigênio, que oxidam e danificam os tecidos. Em busca da sua estabilidade, elas necessitam doar ou receber elétrons, prejudicando a integridade das células, das proteínas e do DNA (material genético).

Estudos demonstram que o consumo de alimentos ricos em antioxidantes está associado à baixa incidência de doenças crônico-degenerativas, como alguns tipos de câncer (pulmão, mama, próstata) e doenças cardiovasculares, dentre outras, devido à sua propriedade de extinguir e desativar os radicais livres.

Benefícios dos antioxidantes:
- Protegem contra danos celulares
- Promovem reparação celular
- Facilitam na renovação da pele e das mucosas
- Previnem a fadiga das glândulas endócrinas

Para medir o valor antioxidante em alimentos ou substâncias foi desenvolvido o índice de ORAC (Oxigen Radical Absorbance Capacity), e quanto mais alto ele for, maior é a propriedade antioxidante. O cacau é o alimento que possui o maior índice de ORAC, seguido de framboesa, romã e frutas vermelhas (*berries*).

Cacau. É o alimento de maior poder antioxidante. O cacaueiro é uma planta nativa das matas equatoriais da região amazônica pertencente à família *Esterculiaceae*, gênero *Theobroma*, espécie *Theobroma cacao*. Diversos estudos têm demonstrado que é uma excelente fonte de polifenóis, entre eles as procianidinas, que são compostos com efeito protetor contra várias doenças. A semente de cacau apresenta quantidade significativa de compostos bioativos, entre eles polifenóis com comprovados benefícios clínicos e atividade antioxidante.

Para ser utilizado na fabricação do chocolate precisa passar por um processo de fermentação, o que reduz significativamente o teor dos polifenóis, que inibem a oxidação do colesterol LDL e reduzem o risco de doenças coronarianas. Portanto, nem todos os produtos alimentícios que contêm cacau, ou seja, com sabor de chocolate, nos protegem das doenças cardiovasculares. Quando misturado a gorduras trans, açúcar e leite ele já deixa de ter estas propriedades protetoras.

Chocolates meio amargos e amargos com mais de 50% de cacau são os que possuem as propriedades antioxidantes, benéficas ao equilíbrio do colesterol, por elevar o HDL (colesterol que protege as artérias) e reduzir o LDL (colesterol que se deposita na parede das artérias). Ou seja, quanto mais amargo, maior seu efeito antioxidante.

O chocolate aumenta a produção de serotonina, chamada de hormônio do prazer, e cuja redução gera desmotivação e depressão; 30 gramas de chocolate com mais de 50% de cacau ao dia ajuda na saciedade, eleva a serotonina e dá energia e alegria.

Para quem está fazendo dieta com restrição calórica vale lembrar que os chocolates, mesmo os *diet,* têm em média 500 calorias para cada 100 gramas, ou seja, é difícil emagrecer quando eles são consumidos em maiores porções.

Uma alternativa é o suco do cacau, que contém carboidratos, cálcio, fósforo, potássio e vitaminas A, B e C. É fortificante, estimulante, revitalizante, energético, e a polpa congelada tem cerca de 70 calorias a cada 100 g.

Romã. É rica em cálcio, ferro, potássio, magnésio, sódio, fósforo, vitamina C, antocianinas e outros polifenóis. Os compostos bioativos da fruta, entre eles a antocianina, contribuem para diminuir a produção de radicais livres, prevenir doenças arteriais e infarto agudo no miocárdio. Os taninos elágicos, como a punicalina, a punicalagina e o ácido elágico são as substâncias majoritárias do fruto e possuem inúmeras propriedades cientificamente comprovadas, como ação antiviral, anticancerígena, anti-inflamatória e analgésica. Todas estas propriedades estão relacionadas à sua ação antioxidante.

Estudos recentes mostram que a romã pode potencializar os processos anti-inflamatórios e antimicrobianos do organismo, diminuir o risco de doenças cardíacas e até mesmo atuar na prevenção de câncer, principalmente o de próstata. Seu suco tem sido indicado para esses casos.

Laranja e tangerina. Fazem parte da dieta dos brasileiros e além de importantes fontes de vitaminas, minerais e fibras, são fontes de bioflavonoides.

Os frutos cítricos são ricos em substâncias antioxidantes que ajudam a diminuir a incidência de doenças degenerativas como o câncer, doenças cardiovasculares, inflamações, disfunções cerebrais, e a retardar o envelhecimento.

A maioria dos antioxidantes presentes nas laranjas e tangerinas são vitamina C e polifenóis, principalmente flavonoides, e entre elas é a laranja lima a que tem maior poder antioxidante.

Cereja. Possui quantidade significativa de polifenóis e também é fonte de vitamina C, com propriedades antioxidantes que contribuem para as defesas do corpo e melhor absorção do ferro, essencial para o transporte de oxigênio e a formação de glóbulos vermelhos no sangue.

Nela é encontrada a antocianina, que dá a cor vermelha a algumas frutas e que, em estudos de laboratório, demonstra uma atividade anti-inflamatória.

Framboesa, amoras-vermelhas e pretas, morango, mirtilo, *cranberry* e groselha, ou frutas vermelhas, na verdade englobam as vermelhas e pretas e em inglês são conhecidas como *berries*.

Contêm compostos bioativos denominados antocianinas (que conferem a coloração vermelho-arroxeada) e, além de outros flavonoides, responsáveis pelas propriedades antioxidantes destas frutas, atuam na redução do colesterol e no fortalecimento do sistema imunológico.

Estudos realizados em universidades norte-americanas demonstraram que as antocianinas podem prevenir complicações cardiovasculares, neurodegenerativas, alterações inflamatórias e cancerígenas. Esse mecanismo de proteção se explica porque as antocianinas, sendo importantes agentes antioxidantes, neutralizam o efeito dos radicais livres, que podem causar danos celulares e dar início a processos patológicos.

Essas frutas são fontes de ácido elágico, que tem sido efetivo na prevenção do desenvolvimento do câncer induzido pelas substâncias do cigarro. O ácido elágico apresenta ação anticancerígena, estando relacionado com a diminuição de câncer de pulmão e ovário, e com a proteção cardiovascular. *Cranberry*, mais comum nos Estados Unidos, além de apresentar propriedade antioxidante, previne infecções urinárias.

O ácido elágico também possui atividade antibacteriana: estudos recentes o apontam como responsável pela inibição da bactéria *Helicobacter pylori* em pessoas que têm o hábito de consumir frutas vermelhas. Quando presente no estômago, tal bactéria causa gastrite e pode potencializar o surgimento de câncer se não for tratado.

O consumo regular de frutas vermelhas reduz a oxidação do colesterol LDL e os níveis de glicose no sangue. Com isso, decresce o risco de doenças cardiovasculares e ateromatosas.

Tomate, melancia e goiaba. Também são frutas vermelhas, mas esta cor lhes é conferida devido ao seu pigmento carotenoide, chamado licopeno. De efeito antioxidante, ele ajuda a impedir e reparar os danos às células causados pelos radicais livres, responsáveis pelo desenvolvimento de câncer e certas doenças degenerativas.

Apesar de não ser considerado um nutriente essencial, pesquisas têm demonstrado que o licopeno pode trazer diversos benefícios à saúde ao proteger os lipídios, as proteínas e o DNA do dano oxidativo. É encontrado na maioria dos tecidos humanos, mas não se acumula uniformemente, havendo uma concentração preferencial nos testículos e próstata.

O molho de tomate e os tomates cozidos têm maior concentração de licopeno do que os tomates frescos. Pesquisas clínicas demonstraram que ele é absorvido mais rapidamente a partir de produtos de tomates processados a quente do que dos não cozidos, pois o rompimento das paredes celulares do vegetal facilita seu contato com a mucosa intestinal. Sua absorção é aumentada pela presença de óleo ou azeite.

Massa, peixe ou sanduíche com molho de tomate são excelentes fontes de licopeno, que aparece atualmente como um dos mais potentes antioxidantes, sendo sugerido na prevenção da carcinogênese e aterogênese. Existem evidências de que seu consumo regular diminui a incidência de câncer de próstata e pulmão.

O interesse no seu potencial papel protetor contra o câncer iniciou-se quando foi demonstrada uma relação inversa entre sua ingestão e concentração no sangue e a incidência de câncer, principalmente de próstata.

Uva. Segundo a dietética chinesa, uvas dão vitalidade, fortalecem a imunidade e a energia sexual. Estão entre os alimentos antioxidantes, e são ricas em carboidratos, vitaminas do complexo B e vitamina C. Também têm propriedade levemente diurética e laxativa, ativam os rins e são indicadas nos medos, no cansaço, na falta de vigor físico, na falta de coragem e de audácia. Uvas-passas, principalmente as escuras, são indicadas nos zumbidos nos ouvidos, insônia e ansiedade.

No passado, folhas de uva secas e trituradas, aplicadas em compressas, eram prescritas para aliviar dores de cabeça. Já tomadas em forma de chá, aliviam sintomas de menopausa.

O resveratrol, presente em altas concentrações nos sucos de uvas cultivadas e processadas de forma ecológica, possui ação protetora contra a arteriosclerose, o câncer e as doenças do coração.

O suco de uva orgânico apresenta maiores teores de resveratrol do que os comerciais. Esta diferença pode ser atribuída tanto ao processo de fabricação como ao tipo de cultivo da uva. Na preparação dos sucos comerciais, emprega-se o aquecimento direto, já no ecológico é utilizado o vapor para evitar a degradação do fruto da videira. Além disso, no cultivo da uva ecológica não são usados agrotóxicos.

Os vinhos tintos e sucos produzidos a partir da variedade de uva *Vitis vinifera* apresentam concentrações elevadas de resveratrol, enquanto que vinhos rosados e brancos apresentam teores mais baixos.

Na casca e nas sementes é que se encontra maior concentração de resveratrol e de outros antioxidantes, porém costumamos justamente desprezar estas partes da fruta. As fibras da casca da uva estimulam os sistemas antioxidantes endógenos, aumentam a resposta imunológica e agem na defesa contra agentes xenobióticos. As fibras da uva estimulam a ação do gene supressor do tumor.

O uso regular do extrato da semente de uva, sob a forma de óleo, é relacionado à diminuição da incidência de câncer do instestino, devido aos elementos fenólicos que agem na prevenção. Esse extrato, em doses entre 150 a 300 mg por dia, promove vasodilatação. O seu uso regular reduz a pressão sistólica e diastólica e colesterol LDL.

> Devemos comer pelo menos três frutas ou porções de frutas ao dia, como fonte de vitaminas, nutrientes, antioxidantes, minerais e elementos protetores de nossa saúde.

Ômegas 3, 6 e 9. São auxiliares na prevenção de doenças cardiovasculares, melhoram funções imunológicas e auxiliam na prevenção de doenças degenerativas. Entre os alimentos vegetais, os ácidos graxos ômega 3 (ácido linolênico, EPA e DHA) são encontrados, respectivamente, na soja, canola e linhaça. Os peixes de água fria ricos em ômega 3 são cavala, sardinha, salmão, atum e arenque, entre outros.

O ômega 3 promove redução de triglicerídios e do colesterol VLDL, reduz a viscosidade do sangue, promove maior relaxamento do endotélio (parede de revestimento dos vasos sanguíneos) e tem efeito antiarrítmico. Ao proteger a pele das agressões da luz solar, previne câncer de pele e é auxiliar no tratamento da psoríase, dando proteção e diminuindo a descamação.

O ômega 6, ou ácido linoleico, também presente nos peixes e óleos vegetais de linhaça e girassol, diminui a tensão pré-menstrual e reduz fogachos do climatério.

O ômega 9, ou ácido oleico, vem de ácidos graxos monoinsaturados, principalmente o azeite. É nutracêutico, coadjuvante na prevenção da doença cardiovascular, proporciona menor agregação plaquetária e com isso reduz o risco de trombose e infarto. Protetor da pele, funciona como barreira para a desidratação e a descamação e ainda tem efeito anti-inflamatório na placa arterosclerótica.

Vitamina D. Encontrada em poucos alimentos, sua principal fonte é a exposição ao sol. Estudos recentes têm demonstrado que seus baixos níveis estão relacionados ao aumento do risco cardiovascular, câncer e doenças autoimunes. Sua principal função é auxiliar na absorção do cálcio, garantindo assim o desenvolvimento normal dos ossos e dentes.

Fontes alimentares de vitamina D:

- salmão
- sardinha
- atum
- óleo de fígado de bacalhau
- shitake
- gema de ovo

Cem gramas de salmão fresco e uma colher de óleo de fígado de bacalhau fornecem em torno de 1.000 UI (unidades internacionais) de vitamina D.

A exposição de pernas e braços, sem protetor solar, durante dez minutos, entre dez e 15 minutos, assegura a síntese de 3.000 UI. Esta exposição, duas vezes por semana, geralmente é suficiente para garantir níveis adequados de vitamina D.

Frutas oleaginosas. Castanhas, nozes, amêndoas, pistache, avelã e amendoim ajudam a impedir o desenvolvimento de placas de ateroma e de doenças cardiovasculares. Ricas em gorduras monoinsaturadas e polinsaturadas, são auxiliares na redução dos níveis do colesterol ruim (LDL) e aumento do colesterol bom (HDL).

São ricas em proteínas, lipídios, carboidratos, fósforo, ácido fólico, vitamina E, selênio, zinco e ferro. Além de combater os radicais livres, também fornecem nutrientes para fortalecer os ossos e são benéficas nos quadros de depressão e hipertensão arterial.

O zinco, presente especialmente na castanha-do-pará e na castanha-de-caju, tem papel fundamental na imunidade, na produção de hormônios e na força dos cabelos.

Como são altamente calóricas, considerando que cada 100 gramas tem cerca de 700 calorias, é preciso atenção para não exagerar na quantidade ingerida, pois calorias saudáveis em excesso também engordam e aí passam a fazer mal.

Alho. É um alimento funcional, ou seja, benéfico à saúde. Apresenta em sua composição o flavonoide quercetina, que exerce função protetora do organismo, além de relaxar a musculatura que reveste as artérias e por isso possuir leve ação hipotensora. Também possui ação benéfica à massa magra, prevenindo perda óssea e muscular, e aumenta a absorção de cálcio e magnésio no intestino.

O alho em cápsulas traz uma maior concentração de quercetina e seu uso regular previne a perda óssea. A quercetina eleva a osteocalcina, uma proteína relacionada ao processo de mineralização óssea.

Café. O consumo do café vem sendo estudado como uma possibilidade preventiva contra diversos tipos de doenças. Segundo a maioria dos estudos mais recentes, além do efeito energético devido à cafeína, ele é auxiliar na proteção contra o diabetes e alguns tipos de câncer. Há indícios de que também ajuda a prevenir doenças neurológicas, como a doença de Alzheimer e Parkinson, e a proteger principalmente as mulheres contra AVC, doenças cardíacas e depressão.

O café possui em sua composição milhares de substâncias, desde antioxidantes até vitaminas, e poucas foram estudadas isoladamente. O teor de cafeína no cafezinho filtrado é de 2% a 2,5%, enquanto no expresso fica entre 2,5% e 3%. Nas outras bebidas que contêm cafeína (chá, chocolate, guaraná em pó, Coca-cola), a quantidade é similar. Uma pessoa saudável pode consumir até 300 mg de cafeína por dia, o equivalente a três xícaras médias de café ou três xícaras pequenas do expresso.

Seu excesso tira o sono, por isso os insones devem evitá-lo após as 17 horas. Além disso, ele diminui a absorção do cálcio e do ferro ingerido durante a refeição, e portanto deve ser evitado após a ingestão de alimentos fontes desses minerais, por quem tem osteoporose ou anemia. Pode, contudo, ser tomado nos intervalos, duas horas após as refeições.

Chá-verde. O líquido mais consumido pelos seres humanos é a água. Em segundo lugar vêm os chás. A associação entre o consumo regular de chá-verde e o risco de doença cardiovascular foi investigada em inúmeros estudos epidemiológicos.

O chá-verde aumenta o gasto energético e a oxidação de gorduras. As catequinas, um de seus polifenóis, aumentam o gasto energético durante uma hora após exercícios físicos. Além de elevar a queima de gordura, esse chá estimula a energia aeróbica e a glicólise e contém, ainda, polifenóis que previnem a oxidação lipídica.

A alimentação Anti-aging

O modelo alimentar mediterrâneo está relacionado à maior expectativa de vida e à menor mortalidade decorrente de doenças cardiovasculares. Essa evidência reforça o poder antioxidante das frutas e legumes ricos em pigmentos, bem como das gorduras e óleos vindos da azeitona, nozes, amêndoas e sementes.

Hábitos alimentares associados à longevidade:
- Elevado consumo de vegetais
- Consumo regular de frutas frescas
- Consumo regular de frutas oleaginosas (nozes, amêndoas, avelãs, macadâmias)
- Consumo regular de azeite extravirgem
- Consumo regular de ômega 3

Dieta da restrição calórica

Uma das formas de intervenção nutricional mais amplamente discutida para se estender o tempo de vida em uma variedade de espécies, inclusive seres humanos, a restrição calórica reduz a incidência de doenças degenerativas relacionadas à idade e diminui o estresse oxidativo. O mecanismo que poderia explicar isso está relacionado à redução da gordura corporal, redução da necessidade de maiores quantidades de insulina, diminuição do estresse oxidativo e diminuição de danos ao DNA e ao RNA das células. Emagrecendo, há um decréscimo no risco de doenças.

O primeiro efeito benéfico da menor ingestão calórica é a redução da concentração de glicose no sangue, levando a uma diminuição da produção de insulina pelas células beta do pâncreas e, consequentemente, a um encolhimento dos depósitos de gordura do corpo: assim começa o emagrecimento. Com a queda dos níveis de açúcar e de insulina no sangue, reduz-se o risco de diabetes. Quanto menos calorias ingerimos, menos energia necessitam as células para converter os alimentos em energia química e, portanto, menos oxigênio é consumido. Por conseguinte, menos radicais livres são produzidos: assim viveremos mais tempo e com menos doenças crônicas.

Quando se diminui a ingestão calórica diária, o corpo se coloca em uma atitude de economia de combustível e desacelera seu metabolismo, que além de garantir a vida, gera radicais livres, que atacam a parede das células, encurtando-lhes a vida útil. Portanto, com o metabolismo reduzido, há também uma subtração na quantidade de radicais livres em circulação.

Outro benefício da restrição calórica é evitar que haja a caramelização celular. A redução do açúcar no sangue evita a glicação, reação entre a glicose e as proteínas, causando a caramelização e modificando irreversivelmente as estruturas das células, como no caso do colágeno, acarretando o aparecimento das rugas e flacidez.

Não é uma dieta de emagrecimento, mas um modelo de vida a ser mantido, e não se deve confundir restrição calórica com má nutrição, jejum prolongado ou outros estados de privações. Estas práticas sem orientação, a longo prazo, provocam deficiências nutricionais que aceleram o envelhecimento, ao invés de retardá-lo.

O gasto calórico e as calorias consumidas variam conforme o sexo, idade e atividade física, por isto não há um número padrão recomendado a todos, mas preconiza-se uma redução de 30% a 40% das calorias que normalmente seriam ingeridas. A restrição só deve ser feita depois de programada por médico e nutricionista.

De uma forma geral, um homem adulto, para seguir essa dieta, deve consumir em média 1.700 a 2.000 calorias, enquanto seria normal consumir em torno de 2.500 calorias.

Via de regra, uma mulher, para seguir um modelo alimentar de restrição calórica, deverá manter uma dieta em torno de 1.200 calorias. Normalmente consumiria de 1.800 a 2.200 calorias.

3

SUPLEMENTOS NUTRICIONAIS PARA O HOMEM E PARA A MULHER

"As sementes remetem ao milagre de multiplicação da vida."

A suplementação nutricional não é necessária à vida, mas certamente traz benefícios. Uma corrente conservadora na medicina e na nutrologia acredita que uma alimentação saudável é suficiente para que se tenha uma boa qualidade física. É verdade, comer direito basta, mas, se quisermos retardar o processo natural de envelhecimento, temos que usar táticas para isso, e uma delas é dar ao corpo um concentrado de antioxidantes e de elementos que ele naturalmente perde. Suplementos de cálcio e vitamina D são os exemplos mais corriqueiros e são prescritos há décadas como auxiliares na prevenção e tratamento da osteoporose, pois com o passar dos anos perdemos boa parte do cálcio estocado nos ossos e da vitamina D, que favorece a sua absorção.

Suplementos à base de aminoácidos fornecem em maior quantidade a matéria-prima essencial para fabricar o colágeno e os músculos. Com o tempo, diminui a vontade de comer carnes nas proporções que antes comíamos e também a capacidade de digerir as proteínas animais. A suplementação geralmente é útil para retardar o consumo da massa muscular e óssea, porém deve ser feita sob orientação de médico ou nutricionista.

Para o homem

L-Arginina. É um aminoácido que desempenha importante papel na divisão celular, no processo de cicatrização de ferimentos, no sistema imunológico e na produção de hormônios. É precursor da creatina, que disponibiliza mais energia para os músculos e aumenta o volume das fibras musculares. Ambos auxiliam na produção de óxido nítrico, essencial para manter a ereção, e são auxiliares tanto para tal finalidade como para a produção do esperma.

Por se tratar de um precursor do óxido nítrico, a arginina é capaz de melhorar a vasodilatação no exercício, aumentando o fornecimento de nutrientes e oxigênio aos músculos solicitados durante o treinamento físico.

Dentro de um programa de ganho de massa muscular, podemos nos beneficiar com a ingestão de um suplemento de L-Arginina como uma forma natural de oferecer ao corpo uma maior concentração deste aminoácido que colabora para a melhora da resistência física e para o ganho de massa muscular.

A clara de ovo contém todos os aminoácidos essenciais, é rapidamente absorvida pelo aparelho digestivo, auxilia na reparação de tecidos e cicatrização, fortalece o sistema imunológico e ainda é prescrita para aumentar o volume do esperma. Outras fontes naturais de arginina são carnes, peixes e aves.

Vitamina E e selênio. Importantes para retardar as degenerações de tecidos, proteger a pele e os olhos, possuem ação antioxidante, diminuem os efeitos nocivos dos radicais livres e revitalizam as células germinativas.

O nome "semente" remete a sêmen, à criação, ao milagre da multiplicação da vida. As sementes, fontes de aminoácidos, zinco, selênio, vitamina E e óleos essenciais, alimentam a nossa energia vital.

Castanha-de-caju, castanha-do-pará, amêndoas, amendoim, nozes, germe de trigo, sementes de abóbora, girassol, gergelim e linhaça também são fontes naturais de vitamina E e selênio.

Zinco. É um mineral essencial para que haja síntese de testosterona, cicatrização e reparação de tecidos. Sem zinco não há reprodução, não há boa imunidade nem força muscular, e sua baixa concentração causa queda de cabelos e diminuição da densidade óssea. Pode ser suplementado em cápsulas, sob a orientação de médico ou de nutricionista.

São fontes naturais do mineral:
- frutos do mar
- carnes
- peixes
- aves
- ovos
- feijão
- castanhas
- amendoim e sementes

Vitamina B3. Também conhecida como niacina ou ácido nicotínico, é importante para a manutenção da integridade da pele, para o equilíbrio do sistema nervoso e o bom funcionamento do sistema digestivo. Sua deficiência no organismo pode desencadear dermatite, cansaço, fadiga, irritabilidade, insônia, depressão e diarreia.

A niacina, além de auxiliar no tratamento das dislipidemias, diminuindo o colesterol, também é indicada para o tratamento da arterosclerose, por diminuir o acúmulo de gordura depositada ao longo das paredes das artérias.

Promove vasodilatação, que pode ser percebida visivelmente em pessoas de pele clara que, após tomá-la em cápsulas, apresentam rubor facial. Versões *flush free* evitam esse efeito colateral.

Doenças cardíacas, arterosclerose, derrame e disfunção erétil podem ser causados pela inflamação dos vasos sanguíneos. Quando ocorre a inflamação dos vasos que conduzem o sangue ao pênis, a ereção passa a ser deficiente e a tendência será a de evoluir para a impotência.

Vários trabalhos correlacionam a melhora da função sexual, mais particularmente da ereção, em homens que iniciaram uso da niacina, pois ela ajuda a promover maior aporte sanguíneo ao pênis. Seu uso em cápsulas só deve ser tomado se prescrito por médico ou nutricionista. Suplementação de zinco, magnésio, niacina e vitamina B6 ajudam a recuperar a libido.

São fontes naturais de niacina: amendoim, castanha-do-pará, levedo de cerveja, aves, carnes magras, leite, ovos, frutas secas, cereais integrais, brócolis, tomate, cenoura, abacate, batata-doce.

Tribulus terrestris. É um fitoterápico que estimula naturalmente a produção de testosterona. É encontrado em regiões temperadas e tropicais do mundo, no sul da Europa, sul da Ásia, África, Norte da Austrália e em abundância por toda a Índia, Paquistão e Sri Lanka.

Seu principal constituinte é a harmina, que tem sido utilizada na medicina tradicional da Índia e da China durante séculos. Vendido sob a forma de extrato seco ou manipulado em cápsulas, o *Tribulus terrestris* aumenta a libido, é indicado na disfunção erétil, impotência e para melhorar o desempenho desportivo, e deve ser tomado sob prescrição médica.

Ginseng. É um gênero de plantas que compreende 11 espécies, dentre as quais as mais estudadas, documentadas e comercializadas como plantas medicinais são a *Panax ginseng* (conhecida como ginseng coreano, ginseng asiático ou ginseng vermelho) e a *Panax quinquefolius* (espécie cultivada nos Estados Unidos).

É uma planta de pequeno porte cuja parte mais utilizada é a raiz. Utiliza-se para fins terapêuticos desde a Antiguidade na Ásia, como planta medicinal e na culinária local, principalmente na China e na Coreia. Na medicina popular, é indicado no tratamento do cansaço, desmotivação e diminuição da libido, e para melhorar a vitalidade física, a imunidade, a concentração, a capacidade mental e a ereção.

Vários estudos científicos buscaram relacionar o uso do ginseng e a melhora da disfunção erétil, e o resultado foi positivo, principalmente quando o uso foi feito por longo tempo. A maioria destes estudos foi realizada com o *Panax ginseng*. Outras pesquisas também indicam que o ginseng pode trazer benefícios no tratamento da diabetes tipo 2, provavelmente pela ação antiaterogênica.

Resveratrol. Polifenol extraído das uvas, especialmente as roxas, o resveratrol é antioxidante, protetor cardiovascular e evita a formação de placas de ateroma. Promove discreta vasodilatação, com consequente rubor facial e no pescoço, facilmente percebidos em pessoas de pele clara quando bebem vinho.

Atua como um agente protetor das uvas contra o ataque de agentes externos, tais como fungos e vírus, e está associado a diversos efeitos benéficos para a saúde, por sua ação anti-inflamatória e protetora contra problemas cardiovasculares e câncer.

São fontes naturais de resveratrol:

- uva
- suco de uva
- vinho tinto

Manjericão. É uma planta herbácea, aromática e medicinal, conhecida desde a Antiguidade pelos indianos, gregos, egípcios e romanos. Fonte de polifenóis antioxidantes, é bastante usado na culinária mediterrânea e combina bem com tomate, queijo e azeite.

Estudos mostram que o óleo essencial de manjericão tem grande quantidade de antioxidantes que podem prevenir o envelhecimento precoce, além de possuírem propriedades antibacterianas que restringem o crescimento de bactérias diversas (como estafilococos, enterococos e pseudomonas).

Quando utilizado na aromaterapia, o óleo essencial pode proporcionar um efeito calmante, indicado no estresse, nas enxaquecas e na depressão. É uma boa fonte de magnésio, mineral que faz com que os músculos e vasos sanguíneos relaxem, melhorando assim o fluxo sanguíneo.

O manjericão é digestivo e por isso tornou-se preferencialmente um tempero: é comum combiná-lo com queijos para facilitar a digestão do lacticínio. Seu chá é utilizado para tratar a constipação intestinal e a flatulência.

Durante séculos, foi registrado que o manjericão estimula o impulso sexual e aumenta a fertilidade, além de produzir uma sensação de bem-estar. Dizia-se que o aroma do manjericão deixava os homens agitados e por isso as mulheres salpicavam esta planta nos seios.

Canela. É bastante conhecida pelas suas aplicações culinárias, para dar sabor a diferentes preparações. É um tempero yang, ou seja, ligado ao elemento fogo: é quente e direciona a energia para o alto. Com muita canela, suamos na região do bigode, na testa, na cabeça e podemos ficar vermelhos. É prescrita como especiaria afrodisíaca.

Possui óleos essenciais, caroteno, vitaminas do complexo B, magnésio, zinco, iodo e polifenóis, substâncias que atuam como antioxidantes, impedindo a oxidação dos ácidos graxos do organismo, evitando assim a formação de placas nas paredes arteriais. A canela melhora a circulação sanguínea e, por suas propriedades antitrombóticas, evita a formação de trombos e tromboses.

O uso regular dessa especiaria tem como um dos benefícios a redução do colesterol LDL e triglicerídeos, ou seja, ela previne e reduz a incidência de doenças cardiovasculares.

Pimenta, pimentões, gengibre, noz-moscada, alho, alho-poró, curry e açafrão nos aquecem, estimulam a circulação e deixam o sangue mais fluido. Seu uso regular previne trombose. Na medicina chinesa, os temperos ardidos são descritos como ativadores da energia yang, que é a energia do fogo, da expansão e do sexo.

Os temperos que nos dão a sensação de calor são fontes de antioxidantes, protetores das artérias, e possuem ação vasodilatadora e anti-inflamatória. Existem cada vez mais estudos demonstrando a potente ação antioxidante da capsaicina e da piperina, que são as substâncias picantes das pimentas: melhoram a digestão, estimulam as secreções digestivas no estômago, possuem efeito antigases e liberam endorfinas de ação analgésica.

Melancia e gengibre. Combinados, estimulam a circulação de sangue e de líquidos, mobilizam a estagnação energética e promovem movimento no corpo.

A melancia é diurética, refrescante e fonte de um aminoácido chamado citrulina, que relaxa e dilata os vasos sanguíneos de maneira muito similar ao que medicamentos hoje fazem no tratamento da disfunção erétil. A citrulina é convertida no aminoácido arginina, precursor do óxido nítrico, essencial para que haja ereção. Já o gengibre mobiliza mucos, catarros, pigarros e aquece o corpo. O efeito de um suco com esses dois ingredientes, porém, é sutil, e não há estudos informando a quantidade de melancia que seria preciso ingerir para ter efeito positivo na ereção.

Banana. Todos os tipos de banana são fontes de energia, potássio, vitaminas do complexo B e nos fornecem 100 calorias a cada 100 gramas, que é o tamanho médio da banana-prata. Contém triptofano, um aminoácido precursor da serotonina, que nos dá a sensação de felicidade e bem-estar.

Aveia, amaranto, chia, quinoa. Fornecem fibras e vitaminas do complexo B. Regularizam o funcionamento dos intestinos e colaboram para uma boa população bacteriana intestinal. Auxiliam na redução de colesterol e triglicerídios e são fontes do aminoácido essencial chamado lisina, importante para a imunidade e para a prevenção dos ressurgimentos de feridas de herpes.

Germe de trigo. É fonte de vitamina E e de selênio, potentes antioxidantes indicados na prevenção de doenças degenerativas na pele, nas artérias e nos olhos. Sob o olhar da dietética energética, ele é fonte de energia vital, pois no germe é guardada a essência do alimento. Revitalizante, é indicado na medicina chinesa para fortalecer a energia dos rins e dos testículos.

Banana com cereais integrais, germe de trigo e castanhas combinam entre si e fornecem calorias saudáveis, vitaminas, minerais e aminoácidos. Juntos, a qualquer hora, em qualquer idade, antes ou após atividade física, são indicados como fonte repositora de energia.

Para a mulher

Raízes, sementes e especiarias. São indicadas para a mulher que deseja estimular a fertilidade, a libido e a energia sexual.

Segundo as dietéticas energéticas chinesa e indiana, as raízes são indicadas cozidas, assadas ou em forma de sopa, para nutrir a energia dos rins, útero e ovário. Raízes ideais: batata-baroa, batata-doce, cará, cenoura, beterraba, bardana e gengibre.

Recomendas para nutrir a energia dos rins, o que na medicina chinesa engloba o aparelho geniturinário e reprodutor, as sementes guardam a energia vital daquele vegetal, a vida latente, e podem também ser germinadas. Os brotos vegetais, sob a visão energética, são expressões da energia da juventude e frutos da fertilidade das sementes.

Sementes e brotos ideais: linhaça, girassol, gergelim, broto de alfafa, broto de lentilha, broto de feijão, broto de trigo.

Especiarias estimulam a energia yang, que guarda relação com o elemento fogo, que contagia e se espalha. Condimentos aromáticos estimulam a circulação de energia na superfície do corpo. Quem tem a pele clara pode notar o rubor na face e no pescoço quando consome um tempero mais ardido, descrito como picante e quente, tal qual a pimenta. Este rubor mostra a ação dos fitoquímicos na circulação de sangue e de líquidos. Os temperos quentes também induzem à transpiração, movendo nossa energia para cima e de dentro para fora do corpo: o pescoço aquece, a pele fica vermelha, transpira-se nas costas, na região do buço e na testa. É a evidência de que estes temperos fazem a energia circular e emergir à flor da pele.

Especiarias ideais:
- cravo
- canela
- pimenta
- raiz-forte
- anis-estrelado
- açafrão
- noz-moscada
- coentro
- alho-poró
- curry
- mostarda

Alimentação indicada para momentos de TPM. Para amenizar os inchaços típicos dessa fase, devem-se evitar sal, comidas salgadas, petiscos, churrascos, embutidos, bebidas alcoólicas e refrigerantes, pois, por serem ricos em sódio, colaboram para maior retenção de líquidos. O vinho também aumenta a retenção hídrica, principalmente em dias de maior calor e umidade.

> Evite café, refrigerante, chá-preto, chá-mate, guaraná em pó, cafeína, e prefira aveia, folhas cruas linhaça, salmão, atum, sardinha, chás de cavalinha, folha de abacateiro.

A combinação de folhas verdes cruas com uma fruta numa salada temperada com limão e azeite extravirgem dá a sensação de frescor, sacia e facilita o movimento intestinal. Segundo a dietética energética chinesa, diminui a ansiedade e a agitação interna. Já a linhaça e peixes ricos em ômega 3 são indicados para aliviar dores nas mamas.

Na fase pré-menstrual, a vontade de comer massas e doces pode aumentar pois, de uma forma geral, ambos exercem efeito tranquilizante, amenizando o estresse. Nesse período permita-se comer uma dose extra de carboidratos, mas sempre com moderação.

Chás com propriedade diurética podem ser preparados com folhas de hortelã, flores de camomila ou erva-doce, que diminuem a sensação de peso nas pernas, inchaço nos seios e cólicas. Acupuntura costuma ser bastante eficaz no tratamento da tensão pré-menstrual.

Suplementos nutricionais indicados para amenizar a TPM:
- magnésio
- vitamina B6
- triptofano

- *hipericum perforatum*
- valeriana
- camomila
- *equisetum arvense* (cavalinha)
- *persea gratissima* (abacateiro)

O mineral magnésio, junto com a vitamina B6 e o aminoácido triptofano, são precursores de serotonina, o hormônio que produzimos quando nos sentimos felizes. Esta combinação é indicada para aliviar os sentimentos conflituosos e a melancolia que podem surgir na TPM.

Hipericum perforatum (erva-de-são-joão) possui ação antidepressiva, enquanto valeriana e camomila são antiespasmódicas, diminuem a intensidade de cólicas e acalmam. Lembre-se: mesmo que naturais, os suplementos nutricionais só devem ser prescritos por médico ou nutricionista.

Fitormônios. São plantas que possuem estrutura molecular e efeito similar aos hormônios produzidos no corpo, além de serem uma alternativa natural para a reposição hormonal.

Fitoestrógenos são plantas ou extrato de plantas que, quando ingeridos, desencadeiam efeito similar ao do estrogênio. Seu papel despertou grande interesse e estudos em populações que consomem a soja no dia a dia: as japonesas, e mulheres orientais de uma forma geral, que têm por hábito diário ingerir a soja sob a forma de tofu, missô ou em grãos, apresentam menos queixas de fogachos no climatério e na menopausa. Isoflavonas de soja e lignanas, que são encontradas na linhaça e cereais integrais, auxiliam na diminuição de tal sintoma.

Fitoterápicos e vitaminas. Óleo de linhaça, *Black Cohosh* ou Cimicifuga racemosa, *Red Clover* ou *Trifolium pratense*, Óleo de prímula, *Dong quai* ou *Angelica sinensis, Agnus castus,* Yam mexicano, *Tribulus terrestris* são indicados para tratar naturalmente os sintomas da menopausa.

Vitaminas C, D, E, resveratrol e ácido lipoico contribuem para a qualidade da pele da mulher:

- Vitamina C – ação antioxidante e protetora da ação oxidativa do sol
- Vitamina D – ação protetora de pele, mucosas e ossos
- Vitamina E – ação antioxidante e regeneradora de tecidos
- Resveratrol - ação antioxidante e retardamento do envelhecimento da pele
- Ácido lipoico – ação antioxidante e fotoprotetora
- Isoflavonas de soja – melhora a hidratação e estimula a fabricação de colágeno
- *Cranberry* – previne infecções urinárias de repetição

O ácido lipoico está presente em alimentos como brócolis e espinafre, atua como uma vitamina do complexo B e facilita a excreção de toxinas, agindo como agente protetor celular.

O resveratrol, polifenol extraído das uvas, especialmente das cascas e caroço, é um antioxidante que evita a formação de placas de ateroma, possui ação anti-inflamatória também na pele e diminui os danos do sol e seus raios UVB, protegendo contra o câncer de pele.

Cranberry é uma fruta vermelha parecida com a cereja, pouco conhecida no Brasil, que possui ação preventiva de infecções urinárias, que são comuns nas mulheres, principalmente na pós-menopausa. É indicada para impedir a adesão das bactérias, incluindo a *Escherichia coli*, ao epitélio do trato urinário, incluindo bexiga. Possui também ação antioxidante, preventiva de doenças cardiovasculares e de alguns tipos de câncer. Para conferir tais benefícios profiláticos, *cranberry* deve ser ingerida diariamente sob a forma de fruta ou suco, ou em cápsulas (extrato seco).

A vitamina D atua na proteção da pele, dos ossos e da árvore respiratória. À medida que o tempo passa, há uma diminuição na capacidade de sua síntese, mesmo para aquelas mulheres que tomam sol. Como hoje em dia a maioria delas não o faz, ou por terem seu tempo voltado ao trabalho ou para não causar manchas na pele, tal vitamina torna-se ainda mais deficiente.

O sol dá vida ao corpo e a exposição aos seus raios é essencial para obter mais energia. Ele é a principal fonte de vitamina D, mas pode causar danos à pele. A alimentação em si é pobre nessa vitamina, por isso a importância de tomar sol ou consumi-la em forma de suplemento em gotas, comprimidos, óleos ou cápsulas, pois ela é essencial para a manutenção da massa óssea, além de estimular a imunidade.

Sua deficiência acarreta maior incidência de infecções, eleva os riscos de doença cardiovascular e muitas vezes cursa com desmotivação, diminuição da libido e depressão, comum em quem vive em países frios, onde as noites são mais longas.

Estudos sugerem que o risco de desenvolver vários tipos de câncer pode ser reduzido quando a vitamina D encontra-se em níveis normais no sangue. Em caso de deficiência, constatada em um simples exame de sangue, a suplementação é indicada Estes pacientes apresentam menor incidência de fraturas em quedas.

4

RECEITAS PRÁTICAS

*"Um cardápio com alimentos funcionais
é o primeiro passo para quem quer ser longevo."*

Para elaborar estas receitas escolhi os alimentos e contei com a colaboração da nutricionista de minha clínica e spa, Ana Carolina Rodrigues, a quem agradeço.

SUCOS

Coco: 1 litro de água de coco-verde fresco; a polpa do coco; 1 xícara de abacaxi picado; folhas de hortelã para decorar (podem ser batidas junto com os demais ingredientes).
Preparo: Bata tudo no liquidificador e sirva em taças longas com gelo picado. Decore com as folhas de hortelã.
Rendimento: 4 porções de 120 calorias cada

Frutas vermelhas: Bata no liquidificador 1 fatia grossa de melancia; 10 morangos; 10 uvas rubi sem as sementes. Coe se achar necessário.
Rendimento: 1 porção de 159 calorias

Goiaba: Bata uma goiaba vermelha no liquidificador com 1 copo de água de coco. Coloque folhas de hortelã a gosto.
Rendimento: 1 porção de 110 calorias

Melancia com gengibre: Retire os caroços de um pedaço de melancia e bata no liquidificador com 1 colher de sopa de gengibre ralado. Não adicione água. Um copo grande é estimulante e reparador.
Rendimento: 1 porção de 105 calorias

Romã: 1 xícara de romã; ½ copo de suco de laranja fresco; ½ cenoura crua; 1 colher de sobremesa de flocos de quinoa; 1 colher de chá de germe de trigo; 200 ml de água
Preparo: Misture a quinoa e o germe de trigo com um pouco de água e reserve. Bata a romã e a cenoura com água, coe e leve esse suco novamente ao liquidificador. Acrescente o suco de laranja e a mistura de flocos com germe de trigo.
Rendimento: 1 copo de suco com 220 calorias

Batida de fruta com chia: 200 ml de água; 2 xícaras de amêndoas sem casca; 2 colheres de sopa de semente de chia; 1 colher de sopa de mel; 6 unidades de morangos; 1 banana-prata; ½ mamão; gelo a gosto.
Preparo: Em um liquidificador bata as amêndoas com a água para preparo do leite de amêndoas. Depois, acrescente os demais ingredientes e bata novamente. Sirva em seguida.
Rendimento: 2 porções de 184 calorias cada

Suco antioxidante: 1 maçã vermelha ou verde; 1 xícara de frutas vermelhas (morango, amora, framboesa, *berries*); 1 xícara de frutas amarelas (mamão, pêssego, manga) ou cenoura picada; 3 folhas de couve ou espinafre; 1 lasca de gengibre; 1 xícara de café de suco de limão (ou laranja, tangerina ou *grapefruit*); ½ colher de café de cúrcuma.
Preparo: Limpe todos os ingredientes, e bata-os no liquidificador com chá-verde ou água. Para a maioria das pessoas, este suco fica mais saboroso coado, porém, ao fazê-lo, desperdiçam-se vários nutrientes. Para aproveitar as vitaminas e polifenóis, coma o bagaço com fibras.
Rendimento: 2 porções de 110 calorias cada

Suco diurético: Bata no liquidificador ½ abacaxi; 1 copo de água de coco; 1 colher de café de gengibre ralado; 1 punhado de hortelã.
Rendimento: 2 porções de 90 calorias cada

Suco verde: Bata no liquidificador 2 maçãs orgânicas; 1 pepino médio; 3 folhas de couve; 1 punhado de agrião; 3 ramos de hortelã (capim-limão ou erva-cidreira); 1 mão de grãos germinados (como linhaça); 1 lasca de gengibre; 1 cenoura pequena ou inhame.
Rendimento: 2 porções de 130 calorias cada

Suco de ervas com limão: 2 colheres de sopa de capim-limão picado; 2 ramos de hortelã; 1 copo de água, suco de 2 limões.
Preparo: Em um liquidificador bata as folhas com a água, coe e acrescente o suco de 2 limões.
Rendimento: 1 porção de 60 calorias

SALADAS

Salada grega

Ingredientes: *4 tomates maduros; 1 pepino; 1 cebola média; 1 pimenta verde; 150 g de queijo feta (ou ricota); 5 azeitonas verdes sem caroço; 5 azeitonas pretas sem caroço; 1 colher de sopa de alcaparras; ½ xícara de azeite extravirgem; orégano e sal a gosto.*
Preparo: Descasque o pepino e corte-o em fatias. Corte cada tomate em 8 pedaços. Retire as sementes. Corte a cebola e a pimenta em anéis. Coloque tudo em uma saladeira adicionando as azeitonas picadas, as alcaparras, o orégano, o sal e misture suavemente. Pique o queijo feta e decore a salada. Regue com azeite extravirgem.
Rendimento: 6 porções de 120 calorias

Salada de camarão ao pesto

Molho pesto: *3 xícaras de folha de rúcula ou manjericão ou espinafre; ½ xícara de azeite extravirgem; 3 ou 4 dentes de alho; sal a gosto.*
Preparo: Bata tudo no liquidificador. Se ficar grosso, acrescente mais azeite aos poucos até atingir o ponto desejado.
Salada: Misture 2 xícaras de camarão cozido; 1 xícara de muçarela de búfala picada; 100 g de tomate seco picado ao molho pesto.
Rendimento: 4 porções de 234 calorias

Salada de grão-de-bico

Ingredientes: *3 xícaras de grão-de-bico cozido; 1 xícara de ervilha seca cozida; ½ xícara de milho verde cozido; 10 azeitonas pretas, sem caroço, picadas; 1 xícara de cenoura cozida e cortada em cubos; 1 xícara de pimentão vermelho cortado em cubinhos; ½ xícara de pimentão amarelo cortado em cubinhos.*

Preparo: Numa saladeira misture todos os ingredientes. Bata com um garfo ¾ de xícara de azeite; ¼ de xícara de vinagre; sal e pimenta-do-reino a gosto; 2 colheres de sopa de salsinha picada e despeje sobre a salada. Misture cuidadosamente.

Rendimento: 6 porções de 220 calorias

Salada de quinoa real

Ingredientes: *1 xícara de quinoa real cozida por 15 minutos com uma pitada de sal; 8 unidades de tomate cereja cortados em quatro; 1 xícara de manjericão fresco; 150 ml de azeite extravirgem; 5 unidades de nozes, sem casca; 50 g de queijo de cabra fresco em cubos; pimenta-do-reino moída na hora e sal a gosto.*

Preparo: Reserve na geladeira a quinoa real cozida até esfriar. Bata no liquidificador o manjericão, as nozes e o azeite até obter uma pasta homogênea. Acrescente sal e pimenta. Reserve. Misture a quinoa real com tomates cerejas e queijo de cabra. Sirva com o molho reservado.

Rendimento: 4 porções de 210 calorias

Salada de lula

Ingredientes: *400 g de lula limpa cortada em anéis; ½ xícara de aipo picado; 10 azeitonas verdes, sem caroço, cortadas em rodela; ¼ de pimenta dedo-de-moça cortada em rodelas; suco de 1 limão; 2 dentes de alho; 2 colheres de sopa de azeite de oliva; alface mimosa roxa; pimenta-do-reino; água; sal.*

Preparo: Misture azeite, alho, pimentas, suco de limão, aipo e azeitonas. Reserve. Em uma panela grande com tampa, cozinhe a lula com água até ficar macia. Retire do fogo e escorra. Transfira a lula para a tigela do molho, misturando bem. Cubra com filme plástico e leve à geladeira por 24 horas. Rasgue as folhas da alface mimosa formando uma espécie de colchão. No centro, coloque a lula com o molho. Sugestão: sirva gelado.

Rendimento: 4 porções de 198 calorias

Ceviche de peixe branco

Ingredientes: *2 filés grandes (300 g) de peixe branco (robalo, namorado, linguado); 1 colher (café) de gengibre ralado; 1 pimenta dedo-de-moça picada; ½ cebola roxa média cortada em fatias finas; ½ dente de alho picado; suco de 5 limões taiti; coentro picado e sal a gosto.*

Preparo: Corte o peixe em cubos e tempere com o sal, o alho, o gengibre, o suco de limão e a pimenta. Misture bem. Junte o coentro e a cebola e misture novamente. Deixe marinar em um pirex coberto, na geladeira, por 30 minutos. Sirva com salada de folhas.

Rendimento: 4 porções de 90 calorias

SOPAS

Tomate com manjericão

Ingredientes: *½ kg de tomate sem pele e sem sementes, 1 cebola média e 1 xícara de chá de manjericão picados; 1 xícara de chá de suco de laranja; 1 colher de sopa de farinha de trigo; sal e pimenta branca a gosto.*

Preparo: Em uma panela, junte os tomates e a cebola. Refogue, retire e transfira para o liquidificador. Acrescente o manjericão, o suco de laranja, a farinha de trigo e o sal. Bata até ficar homogêneo e volte para a panela. Cozinhe mexendo de vez em quando por 5 minutos, ou até encorpar. Retire do fogo e sirva. Enfeite com folhas de manjericão e pimenta moída a gosto.

Rendimento: 4 porções de 134 calorias

Mandioquinha e brócolis

Ingredientes: *500 g de mandioquinha; 1 colher de chá de raspas de casca de laranja; 2 dentes de alho amassados; 2 xícaras de brócolis picado; ½ xícara de iogurte natural desnatado; 1 colher de sopa de cebolinha verde picada.*

Preparo: Raspe a mandioquinha e corte-a em pedaços. Coloque-a em uma panela, junte as raspas de laranja e 5 xícaras (chá) de água. Leve ao fogo baixo e cozinhe com a panela semitampada, por cerca de 30 minutos, até que a mandioquinha fique macia. Espere amornar e bata no liquidificador. Na mesma panela refogue o alho. Acrescente o brócolis e o caldo batido no liquidificador e deixe até começar a ferver. Adicione o iogurte e enfeite com cebolinha no momento de servir.

Rendimento: 4 porções de 180 calorias

Sopa de espinafre

Ingredientes: *1 molho de espinafre, só as folhas; 1 batata pequena picada; sal e pimenta-do-reino a gosto.*

Preparo: Ferva 2 copos de água em uma panela, coloque o espinafre e deixe cozinhar por 5 minutos. Em uma outra panela cozinhe a batata até que fique macia. Bata todos os ingredientes no liquidificador e estará pronta para servir.

Rendimento: 2 porções de 115 calorias

Sopa de legumes com quinoa

Ingredientes: *2 cenouras médias, picadas; 2 abobrinhas médias, sem casca, picadas; 1 xícara de couve-flor picada; 4 colheres de sobremesa de alho-poró picado; 1 cebola pequena picada; 1 tomate sem pele e sem sementes picado; 4 copos (200 ml) de água; 1 colher de chá de sal; 3 colheres de sopa de quinoa em flocos; ½ colher de sopa de azeite de oliva extravirgem; ½ colher de sopa de cebolinha picada.*

Preparo: Cozinhe os vegetais com água e sal. Quando estiverem quase cozidos, acrescente os flocos de quinoa e retire do fogo. Acrescente o azeite e a cebolinha. Sirva a seguir.

Rendimento: 2 porções de 200 calorias

Sopa de abobrinha com queijo

Ingredientes: *1 kg de abobrinha; 2 colheres de sopa de óleo; 1 litro de água fervente; 1 dente de alho picado; 1 cebola média picada; 200 g de queijo minas padrão ralado; 1 colher de chá de curry; cheiro-verde, sal e pimenta a gosto.*

Preparo: Refogue cebola e alho. Acrescente a abobrinha cortada em pedaços grandes e refogue. Coloque a água e o sal e cozinhe por 20 minutos. Leve ao liquidificador e bata. Volte à panela e junte o curry e o cheiro-verde. Ajuste os temperos. Ao servir, adicione por cima de cada prato 1 colher de sopa do queijo ralado.

Rendimento: 6 porções de 120 calorias

Sopa de abóbora com hortelã

Ingredientes: *1 kg de abóbora-moranga descascada e picada; 4 xícaras de leite desnatado; 1 cebola média picada; 1 xícara de hortelã picada; sal e pimenta-do-reino a gosto.*

Preparo: Coloque em uma panela a abóbora, o leite e a cebola. Leve para cozinhar e, assim que ferver, reduza o fogo e cozinhe por 20 minutos, ou até a abóbora ficar macia, mexendo de vez em quando. Acerte o sal e acrescente a pimenta. Misture e retire do fogo. Transfira a metade da sopa para o liquidificador e junte a hortelã. Bata por 1 minuto e despeje na panela com a sopa restante. Misture e distribua nos pratos.

Rendimento: 4 porções de 145 calorias

LEGUMES

Legumes na frigideira

Ingredientes: *2 ovos; 1 batata, 1 cenoura e 1 abobrinha raladas; ½ xícara de salsinha picada; sal a gosto; 1 colher de sopa de óleo vegetal.*

Preparo: Misture todos os legumes numa tigela, tempere com sal e salsinha e adicione os ovos batidos. Em uma frigideira untada, coloque a mistura aos poucos com uma concha pequena. Doure dos dois lados.

Rendimento: 2 porções de 156 calorias

Abobrinha ao forno

Ingredientes: *2 abobrinhas italianas médias; 1 tomate sem semente; 1 ovo cozido; 2 colheres de sopa de salsinha e 2 colheres de sopa de azeitona picados; ⅓ de xícara de chá de ricota defumada e 2 dentes de alho amassados; sal e páprica (opcional) a gosto; 1 colher de sopa de azeite extravirgem; 2 colheres de sobremesa de farinha de rosca.*

Preparo: Unte as abobrinhas inteiras com um pouco do azeite e leve-as por 15 minutos ao forno preaquecido a 180ºC. Tire as abobrinhas e corte-as ao meio, no sentido do comprimento, e retire a polpa. Reserve. Misture numa vasilha o tomate, o azeite, a ricota, o ovo, o alho, a salsinha, a azeitona e a polpa da abobrinha. Acerte o sal e junte a páprica. Recheie as abobrinhas, polvilhe com a farinha e finalize com um fio de azeite. Leve ao forno preaquecido para dourar.

Rendimento: 4 porções de 80 calorias

Berinjela recheada

Ingredientes: *2 berinjelas cortadas na longitudinal; 100 g de ricota; 4 colheres de sopa de migalhas de pão preto; 2 tomates grandes sem pele, 1 cebola pequena e ervas frescas picados; 2 dentes de alho amassados; pimenta-do-reino moída e sal a gosto.*

Preparo: Torre as fatias de pão e triture até formar uma farinha. Preaqueça o forno (200ºC). Tempere as berinjelas com sal e reserve por 30 minutos. Enquanto isso, em uma panela, refogue a cebola e o alho com uma colher de água até ficar transparente. Acrescente o tomate e as ervas. Retire a polpa da berinjela e coloque junto ao refogado. Amasse a ricota e junte ao recheio. Recheie as berinjelas, salpique com as migalhas do pão e leve ao forno até dourar.

Rendimento: 4 porções de 90 calorias

Inhame com ervas

Ingredientes: *4 inhames; 1 litro de água quente; 1 colher de sopa de salsa picadinha; 1 colher de sopa de cebolinha picadinha; 1 colher de sopa de manjericão; 1 colher de chá de sal; 1 colher de sopa de óleo de coco.*

Preparo: Em uma panela com água, cozinhe os inhames com casca até ficarem macios (cerca de 20 minutos). Depois de cozidos, descasque-os e corte-os em rodelas ou pedaços. Aqueça uma frigideira com o óleo. Leve os inhames à frigideira e cubra-os com as ervas verdes picadinhas. Acrescente o sal, mexa, abaixe o fogo e deixe dourar.

Rendimento: 4 porções de 130 calorias

PRATO PRINCIPAL

Filé de congro recheado

Ingredientes: *500 g de filé de congro-rosa; sal, pimenta, alho e manjericão a gosto; 2 molhos de espinafre picado; 4 tomates secos picados; 2 colheres de sopa de nozes trituradas.*

Preparo: Preaqueça o forno a 200ºC. Enquanto isso, tempere os filés com sal e pimenta e reserve. Refogue o espinafre com alho e óleo vegetal, acrescente o manjericão, o tomate seco e as nozes. Corte os filés ao meio. Coloque em uma assadeira somente uma metade de cada peixe e banhe cada uma com 1 colher de sopa do espinafre misturado com os demais ingredientes. Em seguida, coloque a outra metade de cada filé, como um sanduíche. Cubra com papel-alumínio e leve ao forno até assar sem ressecar.

Rendimento: 4 porções de 236 calorias

Filé de peixe ao molho de tomate e ervas

Ingredientes: *2 dentes de alho amassados; 300 ml de molho de tomate; 1 colher de sopa de alecrim fresco; 4 colheres de sopa de azeite; 1 colher de chá de óleo vegetal; 500 g de filé de peixe de carne firme (congro-rosa, pargo, badejo, cherne); sal a gosto.*

Preparo: Fatie os filés e tempere-os com alho e sal. Acomode-os em uma forma refratária, untada com óleo. Regue com molho de tomate, salpique o alecrim e leve ao forno preaquecido por 25 minutos. Retire do forno, regue cada filé com 1 colher de sopa de azeite extravirgem.

Rendimento: 4 porções de 203 calorias

Peixe assado colorido

Ingredientes: *500 g de filé de peixe; suco de 2 limões; ½ cebola picada; alho amassado e sal a gosto; ½ cebola cortada em rodelas; ½ pimentão amarelo cortado em cubos; ½ pimentão vermelho cortado em cubos; 1 tomate sem pele e sem semente cortado em cubos; 6 azeitonas verdes sem caroço picadas; 1 alho-poró cortado em rodelas; coentro a gosto; 5 colheres de sopa de azeite extravirgem.*

Preparo: Junte todos os ingredientes do tempero em um recipiente e coloque o peixe para marinar por quarenta minutos, sob refrigeração e tampado. Depois desse tempo, coloque o peixe em um tabuleiro e adicione a cebola, os pimentões, o tomate, a azeitona e o alho-poró, que devem estar previamente misturados. Salpique o coentro e cubra com papel-alumínio. Leve ao forno preaquecido para assar por 10 minutos aproximadamente. Retire o papel-alumínio nos minutos finais para não ressecar o peixe. Após tirar do forno, regue com o azeite e sirva.

Rendimento: 4 porções de 188 calorias

Filé de frango a rolê

Ingredientes: *500 g de filé de frango orgânico; 3 cebolas grandes; 1 xícara de molho de tomate caseiro; 2 cenouras médias; alho a gosto.*

Preparo: Corte a cenoura e a cebola em bastões. Tempere os filés com sal e alho. Recheie o centro de cada filé com a cenoura e a cebola. Enrole os filés acertando as pontas e prenda com 1 palito. Cozinhe em uma panela com o molho de tomate até que fique macio.

Rendimento: 4 porções de 187 calorias

Talharim mediterrâneo

Ingredientes: *500 g de talharim cozido; 1 cebola picada; 2 dentes de alho; 1 colher de óleo vegetal; 2 caules de alho-poró; 1 tomate picadinho sem semente; ½ xícara de brócolis cozido e picado; ½ xícara de abobrinha cozida cortada em cubos; ½ xícara de champignon picado; 1 xícara de cenoura cozida cortada em rodelas; 2 colheres de sopa de molho inglês ou shoyo; manjericão e orégano.*

Preparo: Refogue a cebola e o alho. Acrescente o alho-poró e misture bem. Regue com o molho inglês ou o shoyo. Mexa tudo por alguns minutos. Adicione sal, manjericão e orégano. Acrescente os legumes e a massa cozida.

Rendimento: 4 porções de 276 calorias

Batata cozida ao creme de escarola

Ingredientes: *1 maço pequeno de escarola fatiada; 1 colher de sopa de óleo de canola, milho, girassol ou soja; ½ pimentão vermelho cortado em tiras; 300 g de batata cortada em pedaços grandes e cozidas; 1 colher de sopa de queijo minas padrão ralado; 1 cebola picada; 1 dente de alho picado; 1 copo de leite desnatado; sal a gosto; 1 xícara de escarola crua fatiada para decorar.*

Preparo: Em uma panela, aqueça o óleo e doure a cebola com o alho. Junte o pimentão, o sal e a escarola picada até murchar. Adicione o leite e o queijo ralado e deixe ferver. Montagem: Espalhe a escarola crua fatiada, acrescente as batatas cozidas e cubra com o molho.

Rendimento: 4 porções de 147 calorias

Moussaka

Ingredientes: *3 berinjelas grandes cortadas em finas fatias longitudinalmente; 1 kg de batata; 1 cebola picada; 1 kg de carne moída ou 2 xícaras de proteína hidrolisada de soja; ½ xícara de azeite extra-virgem; 2 tomates maduros sem pele e sem semente e picados; salsa picada a gosto; sal e pimenta a gosto; 300 ml de leite desnatado; 1 colher de sopa de farinha de trigo; 100 g de queijo minas padrão ralado.*

Preparo: Embrulhe as fatias de berinjela em papel-alumínio e asse em forno médio até que fiquem macias. Descasque as batatas, fatie e, em uma frigideira com pouco óleo, frite-as suavemente. Em uma panela refogue a cebola picada com pouco óleo e acrescente a carne moída, o tomate picado, a salsa, o sal e a pimenta, e deixe refogar por aproximadamente 15 minutos. No caso de usar a soja, a proteína hidrolisada deve ser hidratada com 200 ml de água fervendo e depois essa deve ser refogada da mesma forma que a carne moída. À parte, prepare o molho branco aquecendo o leite. Ao ferver, adicione a farinha de trigo que deve estar diluída em pouco leite, e deixe engrossar. Acrescente o queijo minas.

Monte a moussaka arrumando as fatias de batata no fundo de uma travessa. Cubra com o molho de carne ou soja. Por cima, adicione as fatias de berinjela e o molho branco. Asse-a por aproximadamente 30 minutos em forno moderado.

Rendimento: 6 porções de 320 calorias

Arroz integral com queijo e linhaça

Ingredientes: *1 colher de sopa de óleo de canola; 1 cebola pequena picada; 2 dentes de alho amassados; 1 xícara de chá de arroz integral de linhaça; 2 colheres de sopa de linhaça dourada; 3 xícaras de chá de água fervente; 1 colher de chá de sal; 1 xícara de molho de tomate caseiro; 2 colheres de sopa de cheiro-verde picado; 150 g de queijo minas padrão.*

Preparo: Em uma panela média, aqueça o óleo de canola em fogo médio e doure a cebola e o alho. Acrescente o arroz integral e a linhaça e refogue por mais três minutos. Coloque a água e o sal e abaixe o fogo. Tampe a panela e cozinhe por três minutos. Acrescente o molho de tomate caseiro e cozinhe por mais 10 minutos, mexendo de vez em quando, até o arroz ficar macio e cremoso. Junte o cheiro-verde e o queijo ralado e misture.

Rendimento: 6 porções de 163 calorias

Torta de quinoa com brócolis

Ingredientes da massa: *1½ xícara de farinha de quinoa; 3 colheres de sopa de manteiga; 1 colher de café de sal; 5 colheres de sopa de água gelada.*

Ingredientes do recheio: *tofu pequeno; 1 ovo; 1 maço de brócolis pré-cozido; ½ cebola; 1 colher de chá de orégano; sal e pimenta vermelha a gosto.*

Preparo: Misture a farinha, a manteiga e o sal até formar uma massa. Adicione a água aos poucos e vá sovando sem parar. Quando estiver uniforme, faça uma bola com a massa e leve à geladeira por 30 minutos. Enquanto isso, prepare o recheio, batendo os ingredientes no liquidificador. Tire a massa da geladeira e use-a para forrar o fundo e as laterais de uma assadeira, cuidando para que a espessura fique uniforme. Distribua o recheio por cima e leve ao forno preaquecido a 180ºC por 30 minutos.

Rendimento: 8 porções de 184 calorias

Torta vegetal em camadas

Ingredientes: *1 berinjela grande cortada em fatias; 4 abobrinhas cortadas em fatias; 2 cogumelos (portobello ou shitake) cortados em fatia; sal e pimenta-do-reino a gosto; 2 tomates grandes em fatias; 2 colheres de sopa de alho moído; ¼ de xícara de folhas de manjericão picadas; ½ xícara de pão integral light esmigalhado; ¼ de xícara de queijo minas padrão light ralado.*

Preparo: Em uma frigideira antiaderente bem quente, grelhe a berinjela, a abobrinha e o cogumelo temperados com sal e pimenta-do-reino. Reserve. Em uma assadeira de fundo removível, faça uma camada com ⅓ da berinjela. Por cima, coloque metade da abobrinha, do cogumelo e do tomate, polvilhando o alho, o manjericão, o sal e a pimenta. Para a segunda camada, repita o procedimento usando os ingredientes restantes, terminando com a berinjela. Por último, distribua o pão e o queijo. Leve ao forno preaquecido e asse por cerca de 30 minutos. Retire do forno e espere 5 minutos para remover o aro da forma e servir.

Rendimento: 6 porções de 68 calorias

DOCES

Bolo de cacau

Ingredientes: *1½ xícara de farinha de trigo; ¼ de xícara de açúcar; 4 colheres de chá de fermento em pó; 1 ovo inteiro; 1 copo de iogurte natural desnatado; 2 colheres de sopa de cacau em pó.*

Preparo: Misture todos os ingredientes sólidos e depois os líquidos. Coloque metade da massa numa forma de pudim pequeno ou de bolo inglês levemente untadas com um pouco de óleo. Leve para assar em forno a 180°C.

Rendimento: 8 porções de 225 calorias

Muffin de maçã

Ingredientes: *2 xícaras de farelo de aveia; 2 colheres de sopa de fermento em pó; 1 colher de chá de canela em pó; ¼ de xícara de açúcar; ½ xícara de iogurte natural desnatado; ½ xícara de suco de maçã pronto; 2 ovos + 1 clara levemente batidos; 2 colheres de sopa de óleo de canola; 1 xícara de maçã sem a casca e picada.*

Preparo: Em uma tigela, coloque o farelo de aveia, o fermento, o bicarbonato, a canela e o açúcar. Misture bem. À parte, junte o iogurte, o suco, os ovos e o óleo. Misture ao farelo de aveia. Adicione a maçã e, se desejar, as nozes. Distribua a massa em forminhas para muffin (preencha até ¾ da capacidade) untadas. Asse em forno preaquecido (180°C) por 20 minutos.

Rendimento: 8 porções de 238 calorias

Bibliografia consultada

ADLER, R.; DRAKE, M.; EASTELL, R.; WATTS, N. et al. "Osteoporosis in men: an Endocrine Society Clinical practice guideline". In: *The Journal of Endocrinology and Metabolism*, v. 97, n. 6, pp. 1802-1822, jun/2012.

AGARWAL, S.; RAO, A.V. "Tomato lycopene and its role in human health and chronic diseases". In: *The Canadian Medical Association Journal*, v. 163, n. 6, pp. 739-744, set/2000.

ANDRADE JR. E.; BUKSMAN, S. CLAPAUCH, R. "Short term testosterone replacement therapy improves libido and body composition". In: *Arquivos Brasileiros de Endocrinologia e Metabiologia*, São Paulo, v. 53, n. 8, pp. 996-1004, nov/2009.

ARVER, S.; CARAMELLI, K.E.; DOBS, A.S.; MAZER, N.A.; MEIKLE, A.; SANDERS, A. "Pharmacokinetics, efficacy, and safety of a permeation-enhanced testosterone transdermal system in comparison with biweekly injections of testosterone enanthate for the treatment of hypogonadal men". In: *The Journal of Clinical Endocrinology & Metabolism*, v. 84, n. 10, pp. 3469-3478, out/1999.

ASCHERIO, A.; GIOVANUCCI, E.; RIMM, E.B.; STAMPFER, M.J. et al. "Intake of carotenoids and retinol in relation to risk of prostate cancer". In: *The Journal oh the National Cancer Institute*, v. 87, n. 3, pp. 1767-1776, set/1995.

ATKINSON, E.J.; EASTELL, R.; FALAHATI-NINI, A.; KHOSLA, S.; O'FALLON, W.M.; RIGGS, B.L. "Relative contributions of testosterone and estrogen in regulating bone resorption and formation in normal elderly men". In: *The Journal of Clinical Investigation*, Ann Arbor, v. 106, n. 12, pp. 1553-1560, dez/2000.

AVERSA, A.; ISIDORI, A.; SPERA, G.; LENZI, A.; FABBRI, A. "Androgens improve cavernous vasodilation and response to sildenafil in patients with erectile dysfunction". In: *Clinical Endocrinology*, v. 58, n. 5, pp. 638-638, maio de 2003.

BALLONE, G.J. "Transtorno Disfórico Pré-menstrual – TDPM". In: *PsiqWeb*, disponível em http://www.psiqweb.med.br/site/?area=NO/LerNoticia&idNoticia=143

BARRETT-CONNOR, E.; EDELSTEIN, S.; GREENDALE, G.A. "Endogenous sex steroids and bone mineral density in older women and men: the Rancho

Bernardo Study". In: *The Journal of Bone and Mineral Research*, v. 12, n. 11, pp. 1833-1843, nov/1997.

BARRETT-CONNOR, E.; VON MUHLEN, D.G.; KRITZ-SILVERSTEIN, D. "Bioavailable testosterone and depressed mood in older men: the Rancho Bernardo Study". In: *The Journal of Clinical Endocrinology & Metabolism*, v. 84, n. 2, pp. 573-577, fev/1999.

BLAZER, D.; BURCHETT, B.; SERVICE, C.; GEORGE, L.K. "The association of age and depression among the elderly: an epidemiologic exploration". In: *The Journals of Gerontology*, Oxford University Press, v. 46, n. 6, pp. 210-215, jun/1991.

BLAZER, D.G.; LIVERMAN, C.T. *Testosterone and aging: clinical research directions*. Washington: National Academies Press, 2004.

BOILEAU, T.; CLINTON, S.K.; ERDMAN JR., J.W. "Tissue lycopene concentrations and isomer patterns are affected by androgen status and dietary lycopene concentration in male F344 rats". In: *The Journal of Nutrition*, v. 130, n. 6, pp. 1613-1618, jun/2000.

BONACCORSI, A. "Andropausa: Insuficiência Androgênica Parcial do Homem Idoso. Uma revisão". In: *Arquivo Brasileiro de Endocrinologia e Metabologia*, São Paulo, v. 45, n. 2, abr/2001.

BONNEFOY, M. "Sarcopénie, fonction musculaire et prevention". In: *Pratiques en nutrition*, v. 18, n. 4, pp. 175-180, jan/2005.

BRINCAT, M.; EREL, C.; MOEN, M.; PEREZ-LOPEZ, F. et al. "Vitamin D and postmenopausal health". In: *Mauritas*, v. 71, n. 1, pp. 83-88, jan/2012.

BUBLEY, G.; HUSEIN, R.; MANTZOROS, C.S.; SHANEYFELT, T. "Hormonal predictors of prostate cancer: a meta-analysis". In: *Journal of Clinical Oncology*, v. 18, n. 4, pp. 847-853, fev/2000.

CARDOSO, A. "Particularidades dos idosos: uma revisão sobre a fisiologia do envelhecimento". In: *EFDeportes Revista Digital*, Buenos Aires, ano 13, n. 130, mar/2009.

CELEMAJER, D.S.; CONWAY, A.; CONWAY, D.S.; HANDELSMAN, D.J.; JIMENEZ, M.; LY, L.P.; ZHUANG, T.N. "A double-blind, placebo-controlled, randomized clinical trial of transdermal dihydrotestosterone gel on muscular strength, mobility, and quality of life in older men with partial androgen deficiency". In: *The Journal of Clinical Endocrinology & Metabolism*, v. 86, n. 9, pp. 4078-4088, set/2001.

CHANNER, K.S.; DIVER, M.J.; ENGLISH, K.; JONES, T.; STEEDS, R.P. "Low-dose transdermal testosterone therapy improves angina threshold in men with chronic stable angina: a randomized, double-blind, placebocontrolled study". In: *Circulation*, v. 102, n. 16, pp. 1906-10191, out/2000.

CHERIN, P. "Interest of cognitive evoked potential in the understanding of human ageing". In: *Médecine et longevité*, Paris, v. 1, n. 1, pp. 26-30, set/2009.

CHERRIER, M.M.; CRAFT, S.; MATSUMOTO, A.H. "Cognitive changes associated with supplementation of testosterone or dihydrotestosterone in mildly hypogonadal men: a preliminary report". In: *Journal of Andrology*, v. 24, n. 4, pp. 568-576, ago/2003.

CHUAN-NUEZ, P.; FERRANDIS, C.; GIL-SALOM, M.; MARTÍNEZ-JABALOYAS, J.M.; QUEIPO-ZARAGOZA, A. "Changes in sexual hormones in a male population over 50 years of age – frequency of low testosterone levels and risk factors". In: *Actas Urológicas Españolas*, Madrid, v. 32, n. 6, jun/2008.

COSTA, E.; MARTITS, A. "Benefícios e riscos do tratamento da andropausa". In: *Revista da Associação Médica Brasileira*, São Paulo, v. 51, n. 2, mar/abr/2005.

DeWOLF, W.C.; HOFFMAN, M.A.; MORGENTALER, A. "Is low serum free testosterone a marker for high grade prostate cancer?". In: *The Journal of Urology*, v. 163, n. 3, pp. 824-827, mar/2000.

FORBES, GB.; REINA, JC. "Adult lean body mass declines with age: some longitudinal observations". In: *Metabolism*, v. 19, n. 9, pp. 653-63, set/1970.

FRIED, L.P.; GURALNIK, J.M. "Disability in older adults: evidence regarding significance, etiology, and risk". In: *Journal of the American Geriatrics Society*, v. 45, pp. 92-100, jan/1997.

GENARO, P.; MARTINI, L.; SARKIS, K. "O efeito da restrição calórica na longevidade". In: *Arquivos Brasileiros de Endocrinologia e Metabologia*. São Paulo, v. 53, n. 5, jul/2009.

GHANADIAN, R.; O'DONOGHUE, E.P.; PUAH, C.M. "Serum testosterone and dihydrotestosterone in carcinoma of the prostate". In: *British Journal of Cancer*, v. 39, n. 6, pp. 696-699, jun/1979.

GRUENEWALD, D.A; MATSUMOTO, A.M. "Testosterone supplementation therapy for older men: potential benefits and risks". In: *J Am Geriatr Soc*iety, v. 51, n. 1, pp. 101-115, jan/2003.

GRUNSTEIN, R.R.; JIMENEZ, M.; JUNG, D.G.; LIU, P.Y.; YEE, B.; WISHART, S.M. et al. "The shortterm effects of high-dose testosterone on sleep, breathing, and function in older men". In: *The Journal of Clinical Endocrinology & Metabolism*, v. 88, n. 8, pp. 3605-3613, ago/2003.

GURALNIK, J.M.; FERRUCCI, L.; SIMONSICK, E.M.; SALIVE, M.E.; WALLACE, R.B. "Lower-extremity function in persons over the age of 70 years as a predictor of subsequent disability". In: *The New England Journal of Medicine*, v. 332, pp. 556-61, mar/1995.

GYSEMANS, C.; MATHIEU, C.; VERSTUYF, A.; WOLDEN-KIRK, H. "Extraskeletal effects of vitamin D". In: *Endocrinology Metabolism Clinics of North America*, v. 41, n. 3, pp. 571-594, set/2012.

HAK, A.E.; WITTEMAN, J.C.; DE JONG, F.H.; GEERLINGS, M.I.; HOFMAN, A.; POLS, H.A. "Low levels of endogenous androgens increase the risk of atherosclerosis in elderly men: the Rotterdam study". In: *The Journal of Clinical Endocrinology & Metabolism*, v. 87, n. 8, pp. 3632-3639, ago/2002.

INSTITUTO BRASILEIRO DE GEOGRAFIA E ESTATÍSTICA (IBGE). *Mulher de hoje*. Disponível em http://www.ibge.gov.br/ibgeteen/datas/mulher/mulherhoje.html

INSTITUTO BRASILEIRO DE GEOGRAFIA E ESTATÍSTICA (IBGE). *Síntese de Indicadores Sociais 2010*. Disponível em http://www.ibge.gov.br/home/presidencia/noticias/noticia_visualiza.php?id_noticia=1717&id_pagina=1

IRIGARAY, T.; SCHNEIDER, R. "Impacto na qualidade de vida e no estado depressivo de idosas participantes de uma universidade da terceira idade". In: *Estudos Psicologia*, Campinas, v. 25, n. 4, out/dez/2008.

ISIDORI, A.M.; GIANETTA, E.; GRECO, E.A.; GIANFRILLI, D.; BONIFACIO, V.; LENZI, A.; FABBRI, A. "Effects of testosterone on body composition, bone metabolism and serum lipid profile in middle-aged men: a meta-analysis". In: *Clinical Endocrinology*, v. 63, n. 3, pp. 280-293, set/2005.

KAISER, F.E.; MORLEY, J.E.; PATRICK, P.; PERRY, H.M.; ROSS, C.; SIH, R. "Testosterone replacement in older hypogonadal men: a 12-month randomized controlled trial". In: *The Journal of Clinical Endocrinology & Metabolism*, v. 82, n. 6, pp. 1661-1667, jun/1997.

KENNY, A.M.; PRESTWOOD, K.M.; GRUMAN, C.A.; MARCELLO, K.; RAISZ, L.G. "Effects of transdermal testosterone on bone and muscle in older men with low bioavailable testosterone levels". In: *The Journals of Gerontology*, v. 56, n. 5, pp. 266-272, outubro de 2000 e maio 2001.

KENNY, A.M.; PRESTWOOD, K.M.; MARCELLO, K.; RAISZ, L.G. "Determinants of bone density in healthy older men with low testosterone levels". In: *The Journals of Gerontology* v. 55, n. 9, pp. 492-497, set/2000.

MATSUDO, S.; MATSUDO, V.; NETO, T.; ARAÚJO, T.L. "Evolução do perfil neuromotor e capacidade funcional de mulheres fisicamente ativas de acordo com a idade cronológica". In: *Revista Brasileira de Medicina do Esporte*, Niterói, v. 9, n. 6, nov/dez/2003.

MIZUTANI, T.; NISHIKAWA, Y.; ADACHI, H.; ENOMOTO, T.; IKEGAMI, H.; KURACHI, H. et al. "Identification of estrogen receptor in human adipose tissue and adipocytes". In: *The Journal of Clinical Endocrinology & Metabolism*, Stanford, v. 78, pp. 950-954, abr/1994.

MORALES, A. "Androgen replacement therapy and prostate safety". In: *European Urology*, v. 41, n. 2, pp. 113-120, fev/2002.

MORGENTALER, A.; RHODEN, E. "Risks of Testosterone-Replacement Therapy and Recommendations for Monitoring". In: T*he New England Journal of Medicine*, v. 350, pp. 482-492, jan/2004.

NIESCHLAG, E.; WANG, C. *Guidelines for the use of androgens*. Geneva: WHO, 1992.

PANAY, N. "Androgen Replacement for whom an when". In: *Emas*, disponível em http://emas.ekonnect.co/EMAS_235/poster_23036/program.aspx

PERRY, P.J.; YATES, W.R.; WILLIAMS, R.D.; ANDERSEN, A.E.; MacINDOE, J.H.; LUND, B.C. et al. "Testosterone therapy in late-life major depression in males". In: *Journal of Clinical Psychiatry*, v. 63, n. 12, pp. 1096-1101, dez/2002.

RICE, D.P.; LA PLANTE, M.P. "Medical expenditures for disability and disabling comorbidity". In: *American Journal of Public Health*, v. 82, pp. 739-41, maio de 1992.

ROLLAND, Y.; VELLAS, B. "La sarcopénie". In: *La revue de médecine interne*, v. 30, n. 2, pp. 150-160, fev/2009.

SILVA, T.; JUNIOR, A.; PINHEIRO, M.; SZENJNFELD, V. "Sarcopenia Associada ao Envelhecimento: Aspectos Etiológicos e Opções Terapêuticas". In: *Revista Brasileira de Reumatologia*, v. 46, n. 6, pp. 391-397, nov/dez/2006.

SNYDER, P.; PEACHEY, H.; HANNOUSH, P.; BERLIN, J.A. et al. "Effect of testosterone treatment on body composition and muscle strength in men over 65 years of age". In: *The Journal of Clinical Endocrinology & Metabolism*, v. 84, n. 8, pp. 2647-2653, ago/1999.

TENOVER, J.S. "Androgen replacement therapy to reverse and/or prevent age-associated sarcopenia in men". In: *Baillières Clinical Endocrinology Metabolism*, Georgia, v. 12, n. 3, pp. 419-25, out/1998.

TZANKOFF, S.P.; NORRIS, A.H. "Effect of muscle mass decrease on agerelated BMR changes". In *Journal of Applied Physiology*, v. 43, n. 6, pp. 1001-1006, dez/1977.

VERMEULEN, A. "Androgen replacement therapy in the aging male: a critical evaluation". In: *The Journals of Clinical Endocrinology & Metabolism*, v. 86, n. 6, pp. 2380-2390, jun/2001.

WAJCHENBERG, B. "Composição corpórea, distribuição de gordura e metabolismo de repouso em mulheres histerectomizadas no climatério: há diferenças de acordo com a forma da administração do estrogênio?". In: *Arquivos Brasileiros de Endocrinologia e Metabolismo*, São Paulo, v. 44, n. 1, fev/2000.

WANG, C.; ALEXANDER, G.; BERMAN, N.; SALEHIAN, B.; DAVIDSON, T.; McDONALD, V. et al. "Testosterone replacement therapy improves mood in hypogonadal men – a clinical research center study". In: *The Journal of Clinical Endocrinology & Metabolism*, v. 81, n. 10, pp. 3578-3583, out/1996.

WANG, C.; SWEDLOFF, R.S.; IRANMANESH, A.; DOBS, A. et al. "Transdermal testosterone gel improves sexual function, mood, muscle strength, and body composition parameters in hypogonadal men". In: *The Journals of Clinical Endocrinology & Metabolism*, v. 85, n. 8, pp. 2839-2853, ago/2000.

_____. "Effects of transdermal testosterone gel on bone turnover markers and bone mineral density in hypogonadal men". In: *Clinical Endocrinology*, v. 54, n. 6, pp. 739-750, jun/2001.

WIANS JR., F.; WILLIS, M.S. "The role of nutrition in preventing prostate cancer: a review of the proposed mechanism of action of various dietary substances". In: *Clinica Chimica Acta*, Dallas, pp. 57-83, abr/2003.

Impressão e acabamento
Intergraf Ind. Gráfica Ltda.